AF859874

Fidèle à sa volonté de maintenir vivant l'ensemble du catalogue et de continuer à rendre accessible à tous la richesse de son contenu, Les marques du groupe L'Harmattan proposent les ouvrages, même s'ils sont épuisés dans leur premier tirage, et les impriment à la demande.
Au vu de l'ancienneté de ce titre, un exemplaire original a été numérisé pour être réimprimé, ce qui pourrait altérer légèrement la qualité de certains passages.

L'union conjugale

Phénoménologie d'un défi

© L'Harmattan, 2007
5-7, rue de l'Ecole polytechnique ; 75005 Paris

http://www.librairieharmattan.com
diffusion.harmattan@wanadoo.fr
harmattan1@wanadoo.fr

ISBN : 978-2-296-03769-4
EAN : 9782296037694

Paul Jonckheere

L'union conjugale

Phénoménologie d'un défi

L'Harmattan

du même auteur :

Phénoménologie et analyse existentielle (1986).
De Boeck Université, 2ème éd. Bruxelles, 1989.

Passage à l'acte. De Boeck Université. Paris, Bruxelles, 1998.

La conjugalité. L'Harmattan. Paris, 2000.

Introduction

Longtemps encore, les poètes chanteront le désir d'aimer et d'être aimé. Désir impétueux, tantôt volage, tantôt durable : il existe plusieurs façons de conjuguer le verbe aimer. Contrairement à une idée très répandue, le mariage ne date pas des religions monothéistes : cette forme d'union existait déjà dans l'Egypte ancienne, il y a quarante-cinq siècles. Elle s'est répandue ensuite sous toutes les latitudes, avec des périodes d'apogée et de déclin. Non pas qu'elle ait fait l'unanimité, bien au contraire : le mariage, tant magnifié autrefois, s'avère fragile et précaire et a fait l'objet de nombreuses controverses. Mais un phénomène important persiste : l'idée d'une union durable, progressivement institutionnalisée par les coutumes, les religions et les lois ; elle perdure aujourd'hui. Ainsi, bien qu'il connaisse de nos jours, dans plusieurs pays, une désaffection croissante, le mariage n'en demeure pas moins un fait anthropologique interpellant, notamment en raison de son caractère intemporel et universel. Comment expliquer son omniprésence, sa longévité ? Comment comprendre, au niveau de l'individu, sa part de défi ? Ce livre analyse le phénomène conjugal par une approche nouvelle, en l'étudiant au niveau de sa nature profonde : au niveau de son essence.

Une pléiade de romanciers, poètes et autres essayistes ont mis en évidence la richesse du projet conjugal, tout en dénonçant, chez beaucoup, la part d'hypocrisie, de compromissions ou d'échecs. Certains philosophes, tels que Jean-Paul Sartre, estiment qu'« aimer est, dans son essence, le projet de se faire aimer ». Des psychanalystes, parmi lesquels Jacques Lacan, lui emboîtent le pas : « Aimer, c'est essentiellement, vouloir être aimé ». Beaucoup soulignent la culpabilisation du désir et le poids des religions sur les consciences. Et l'on insiste de nos jours sur le déclin du mariage ainsi que sur l'accroissement du taux de divorces. Mais il persiste, malgré tout, une proportion importante de jeunes qui, malgré les échecs dont ils ont été témoin ou victime, restent attachés aux promesses traditionnelles de fidélité, de pérennité et d'ouverture à l'Enfant. Fait étonnant : l'idée du mariage semble resurgir, en cette période de crise, *de façon inattendue et paradoxale, sous une autre forme : parmi les jeunes qui cohabitent, beaucoup accordent une valeur aux promesses de fidélité et de durée ; plusieurs se marient... L'humanité ne fait qu'imiter ainsi d'anciennes traditions, toujours vivantes aujourd'hui. La conjugalité aimante, l'aspiration à la durée, l'idée d'*aimer amoureusement, *selon Chouraqui, émaneraient-elles d'une disposition originaire et spécifique de l'Homme ?*

Cette disposition se concrétise, de nos jours, dans la civilisation occidentale, principalement sous la forme du mariage, unissant un homme et une femme, union légalisée et souvent confirmée par un acte religieux. Mais les termes de projet conjugal ou de conjugalité peuvent être pris dans un sens plus large. Ils peuvent s'appliquer également aux couples précités, non mariés, qui ont cependant décidé de construire une union durable, et plus tard, de fonder une famille si les conditions affectives et économiques s'y prêtent. De même, on peut inclure sous ces appellations les couples privés de l'espoir de fécondité mais dont l'union s'inscrit dans la durée et dans la fidélité. Cela dit, étendre le terme de conjugalité ou de projet conjugal à des unions dépourvues des dimensions précitées (la promesse de durée, la fidélité et l'ouverture à l'Enfant) exposerait à une confusion dans les termes. Non pas que l'union conjugale aurait quelque monopole sur le plan affectif ou éthique. D'autres formes, telles que l'union libre ou les couples homosexuels, peuvent dépasser en richesse affective, en fidélité, voire en stabilité, l'amour d'un couple traditionnel. Mais toute recherche qui se veut rigoureuse doit étudier, au moins dans un premier temps, un groupe homogène.

Face au caractère émotionnel, souvent polémique, des débats actuels, il m'a paru urgent de poser la question de fond : quel est, au-delà des innombrables variantes, le trait essentiel du projet conjugal ? On dispose, pour une telle recherche, grâce à la littérature, à la philosophie et aux religions, de nombreux documents de valeur. Mais la plupart étudient l'amour en général : il existe relativement peu d'études qui s'attachent spécifiquement à l'amour conjugal. Et, parmi celles-ci, la majorité l'étudient tantôt du point de vue religieux, tantôt au niveau factuel : biologique, psychanalytique ou socio-économique. Seuls quelques auteurs l'étudient au niveau de son essence. Je pense notamment à Emmanuel Levinas, et, plus près de nous, à Xavier Lacroix. Leurs écrits sont d'une grande richesse, mais restent exceptionnels.

Comment aborder un phénomène psychologique, social et éthique, complexe, comment le saisir au-delà des fluctuations qui l'ont modulé au cours des siècles ? Quels exemples choisir ? Au moyen de quels critères, de quelle méthode ? L'objet du livre étant l'essence du phénomène conjugal, nous nous sommes référé à sa forme la plus répandue : le mariage. Ayant vécu longtemps en Flandre, ensuite en Belgique romane et, aujourd'hui, à Bruxelles, je me suis basé principalement sur le mariage chrétien. Il eût été intéressant d'étudier diverses formes d'union dans d'autres cultures, mais il m'a paru préférable de centrer cette étude sur un groupe homogène. Thérapeute d'inspiration psychanalytique et phénoménologique, deux conceptions de l'homme me paraissent actuellement incontournables : la conception freudienne, centrée sur le désir, et la conception existentielle, centrée sur la transcendance. C'est donc tout naturellement que le présent ouvrage s'inspire d'une part de la psychanalyse et, d'autre part, de la pensée de Husserl et de Heidegger, de Sartre et d'Emmanuel Levinas. La phénoménologie invite à porter une égale attention aux facteurs biologiques et aux facteurs psychiques, aux mécanismes inconscients du projet amoureux mais aussi à sa part de rêve et de liberté. Ainsi, si elle est écrite par un clinicien, cette étude est cependant phénoménologique, ayant été basée sur les deux notions qui fondent la spécificité de la phénoménologie : la « réduction » et la recherche de l'invariant. Précisons que la réduction invite penseurs, cliniciens ou chercheurs à écarter tout préjugé, toute idée préconçue, en réduisant le champ de l'observation aux phénomènes tels qu'ils se présentent dans leur nudité originaire. Quant à la recherche de l'invariant ou de l'essence – la Wesenschau *– elle est fondée sur le fait que l'objet d'une recherche – ici, la conduite amoureuse – se présente souvent sous quantité de formes diverses. Il s'agit dès lors de déceler, au-delà de ces variantes, quelle en est l'idée, l'« eidos », autrement dit : l'invariant ou le dénominateur commun. Je me suis inspiré essentiellement de la philosophie de Heidegger (bien que je me distancie, avec fermeté, de ses positions politiques). En 1927, dans* Sein und Zeit *(Etre et Temps), Heidegger reprend en ces termes*[1] *l'invitation de Husserl : « la modalité de l'approche et de l'explicitation doit être choisie de telle façon que cet étant [c'est-à-dire, dans le présent ouvrage, le projet conjugal] puisse se manifester en soi et par soi. Elle doit manifester l'étant comme il est d'abord et d'habitude, c'est-à-dire dans son existence quotidienne. Il s'agit de mettre en lumière non pas quelques structures arbitraires et accidentelles de cet étant, mais les structures essentielles, se manifestant de façon*

---

[1] selon la traduction proposée par W. Biemel (Vrin, Paris, 1987).

permanente dans chaque modalité du Dasein[2] *concret, comme déterminant de son être ».*

Il a donc fallu lire et relire les multiples ouvrages consacrés au discours amoureux, les tragédies grecques, les grands romans de la littérature universelle ; étudier les pères de l'Eglise catholique, de saint Paul et Origène à Vatican II ; les rites de l'Eglise Orthodoxe, des Juifs et des Musulmans ; je me suis surtout basé sur l'observation de la vie quotidienne, sur plusieurs enquêtes, sur des milliers d'entretiens issus de ma vie professionnelle. Thérapeute, j'ai ressenti, dans le transfert, la douleur et les désillusions des couples déçus et tout particulièrement de ceux qui, suite à une déception amoureuse, ont attenté à leurs jours. J'ai partagé aussi la sérénité de beaucoup d'autres. Enfin, j'ai écouté le chant des poètes, depuis les poèmes de l'Egypte ancienne jusqu'à Paul Eluard ou Pablo Neruda.

*S'inspirant de la méthode de Heidegger, lorsque cet auteur analyse dans l'ouvrage précité, sous le nom d'*existentiaux, *les caractères essentiels de l'homme, la recherche a permis de déceler et de*

---

[2] *Dasein* est le terme utilisé par Heidegger pour désigner l'Homme, en soulignant son inscription dans le Temps, ainsi que ses potentialités originaires, tout en sachant qu'il ne pourra les réaliser qu'en partie. On traduit généralement *Dasein* par *être-là*. Dans ce livre, je traduis Dasein par *être-ouvert*, pour insister sur l'ouverture originaire de l'Homme.

décrire quelques aspects caractéristiques, sinon spécifiques, de la conjugalité. Je les ai analysés une première fois, dans un livre intitulé « La Conjugalité », publié à Paris, en 2000, aux Editions de l'Harmattan. Outre quelques retouches, le présent ouvrage se distingue de la version précédente par des modifications importantes. Il est devenu toujours plus évident, de nos jours, à quel point un engagement durable constitue un extraordinaire défi. Mon intérêt pour le phénomène conjugal n'a pas faibli, mais une prise de conscience plus aiguë de sa part de fragilité et de défi, m'a amené à prendre davantage en compte la réalité et les difficultés du terrain. Le fond de l'ouvrage reste inchangé si bien que ce livre constitue, dans une certaine mesure, la seconde édition de la Conjugalité. *Mais le message est plus nuancé, l'analyse, plus rigoureuse, l'exposé, davantage centré sur les questions de fond : quelle est la nature profonde de l'amour qui sous-tend le projet conjugal ? Quel est encore le sens, aujourd'hui, de poursuivre l'« inaccessible étoile » ? On verra que les avis sont partagés : beaucoup, de nos jours, jugent ce défi insensé, et d'autres, fascinant.*

I. PHENOMENOLOGIE DU PROJET CONJUGAL

Ce livre est né de la fascination exercée par un fait anthropologique extraordinaire : l'apparition, il y a plus de quarante-cinq siècles, de l'idée de conjugalité, son expansion sous toutes les latitudes, son institutionnalisation sous la forme du mariage, sa persistance jusqu'à nos jours. Cerner un tel phénomène oblige l'auteur d'en étudier l'essence, c'est-à-dire, les caractéristiques fondamentales, communes aux différentes variations. Notre recherche, poursuivie depuis dix ans, s'appuie sur *Etre et Temps*, car Heidegger décrit les caractères constitutifs du *Dasein*, c'est-à-dire l'homme, étudié dans son ouverture et ses potentialités originaires. La description de ces traits essentiels, appelés *existentiaux*, sortirait du cadre de ce livre. Rappelons cependant que le philosophe étudie : la déréliction (le fait d'être « jeté » dans l'existence), la conscience aiguë d'avoir pour tâche d'exister, l'être-au-monde, le *Mitsein* (l'être-avec-les-autres, qui a conduit Sartre à développer sa conception de *l'engagement)*, l'être-en-vue de la mort, l'esprit de résolution et la liberté. De même, l'analyse du projet conjugal m'a amené à déceler, au-delà des époques et des cultures, huit aspects caractéristiques, sinon spécifiques, des différentes formes d'union conjugale. Nous les étudierons en commençant par celle qui s'impose à tout observateur extérieur : la connivence.

I. La connivence

Comment reconnaît-on, d'emblée, un couple amoureux ? Par leur connivence. Très tôt en effet, ils manifestent, les uns, de façon discrète, d'autres au grand jour, le plaisir d'être ensemble. Mais quels sont leurs sentiments profonds ? Comment définir les facteurs qui les amènent à construire, à deux, un monde nouveau, le monde du « Nous » ? Le processus amoureux se déroule en plusieurs étapes : *l'énamoration, l'idéalisation, l'amour au quotidien* et la *conjugalité aimante*. Chacune est animée par un sentiment qui lui confère un ton affectif spécifique : l'attirance, l'exaltation, l'estime et la connivence.

L'**énamoration**, ce mot nous vient du XIIe siècle, met l'accent sur les premiers émois. Au début, l'attirance est souvent lente, discrète, imperceptible : l'énamoration s'insinue entre deux êtres et se développe de façon prudente, voire, au début, clandestine. La jeune fille se montre réservée, allant jusqu'à feindre l'indifférence. Elle guette son propre désir d'un regard amusé et inquiet :

« ... Qui peut me dire
si c'est d'amour ? »

Chez d'autres, l'énamoration explose d'emblée, passionnément, voluptueusement, comme dans les œuvres romantiques et, de nos jours, dans les séries télévisées. L'image de l'objet envahit l'imaginaire du sujet, le bouscule, le déborde, le transporte. L'énamoration est alors synonyme de coup de foudre : fol attachement à l'objet, lequel, surinvesti, procure au sujet moins la paix que l'angoisse. Sa présence devient nécessité impérieuse, son absence, épreuve insoutenable. Plutarque : « Dès que l'Autre est là, il le désire, dès que l'Autre est absent, il souffre et se désole. Tout au long du jour, il le recherche. La nuit, il l'attend devant sa porte »[3]. C'est l'époque des déclarations fiévreuses, des incantations, des supplications et parfois, en cas de déception, des menaces. Réactions passionnées qui, de tout temps, ont fait dire que les amoureux sont pris de folie. Barthes préfère le mot *ravissement*, qu'il définit par ces mots :

---

[3] Plutarque - *Erotikos - Dialogue sur l'amour*. Trad.fr. Chr. Zielinski. Arléa, p.56. Paris, 1991.

« Episode réputé initial (mais il peut être reconstruit après coup) au cours duquel le sujet amoureux se trouve « ravi » (capturé et enchanté) par l'image de l'objet aimé (nom populaire : coup de foudre; nom savant : énamoration) »[4].

Cette fougue soudaine, cette vivacité, cet élan suscitent l'étonnement de l'entourage. Les exemples d'énamoration sont innombrables. Tout lecteur connaît des couples qui se sont constitués, dans un fol élan, dès les premières rencontres.

Le sentiment qui domine à ce stade est *l'attirance*. Attirance visuelle, instinctive, mue par les qualités physiques de l'objet : sa beauté, sa force, sa jeunesse, sa sensualité. La biologie, la sexologie démontent les mécanismes hormonaux de l'attirance. Mais celle-ci est également psychique : je suis attiré par les capacités de l'objet, par son intelligence, par sa vivacité; ses traits me rappellent mon père ou ma mère, ils ravivent en moi les tendances profondes qui bouillonnent dans mon volcan pulsionnel.

Au lendemain de la fascination, la relation évolue, chez les uns, vers la rupture, car le caractère purement émotionnel de l'attirance a pour

---

[4] Barthes R. - *Fragments d'un discours amoureux*. Seuil, p 223. Paris, 1977.

revers sa fragilité. D'autres, encouragés, enhardis, songent déjà à s'engager, mais le lien reste teinté de subjectivité : c'est la phase de l'idéalisation.

Au cours de l'**idéalisation**, la relation garde sa charge affective, mais l'intérêt se déplace davantage de la zone pulsionnelle, corporelle, vers les qualités psychiques et morales de l'Aimée(e). Le sentiment qui domine désormais est *l'exaltation*. L'amour est aveugle : l'objet est sans défaut. Ses vertus sont décuplées, il est paré de tous les atours, il n'a pas de rival. La fascination n'est plus simplement instinctive : c'est par son savoir-faire, ses aptitudes, ses qualités morales que l'Aimée(e) capte le sujet. Stendhal a donné une place importante à l'idéalisation, autour du thème de la cristallisation : « On se plaît à orner de mille perfections une femme de laquelle on est sûr; on se détaille tout son bonheur avec une complaisance infinie (...). Ce que j'appelle cristallisation, c'est l'opération de l'esprit, qui tire de tout ce qui se présente la découverte que l'objet aimé a de nouvelles perfections »[5].

L'idéalisation peut durer indéfiniment. C'est cette persistance qui confère à certains couples leur caractère tantôt naïf, tantôt poétique. Mais l'idéalisation peut, faute d'un véritable ciment,

---

[5] Stendhal - *De l'amour* (1819) - Cfr livre 1, chap. II. Gallimard, pp 3033, Paris, 1980.

fondre comme neige au soleil... La perspective d'un engagement durable exacerbe les sentiments d'insécurité, voire de culpabilité inconsciente. Se rapportant aux adolescents, Antoine Masson définit en ces termes l'enjeu des amours naissantes : « Le *réel* auquel l'adolescent est confronté ne se limite pas à la réalité biologique des transformations corporelles, encore moins aux changements hormonaux; le *réel* est constitué surtout par le discours effectif dans lequel il est pris. Le coup du *réel* auquel est soumis l'adolescent est alors ceci qu'il est confronté brutalement à la modification signifiante de son corps, à de nouvelles attentes envers lui depuis qu'il n'est plus un enfant, à la réalité d'un lien social et aux enjeux des groupes, à la rencontre amoureuse et à l'éveil des pulsions »[6]. Pour beaucoup, cet éveil est source d'interrogations, parfois de vives tensions sur le plan sexuel. Car il n'est pas évident de passer de l'auto-érotisme, souvent mal vécu, à une sexualité ouverte et amoureuse, lorsque celle-ci est freinée par des sentiments étranges, par des réticences ou des peurs venues on ne sait d'où, et qu'on n'ose pas révéler à son (sa) partenaire - peut-être à un thérapeute ?

---

[6] Masson A. - *Événement et prévention*, in: Ph. van Meerbeeck et Cl. Nobels, - *Quand on'a que l'amour*. De Boeck, p.176. Bruxelles, 1992.

De plus, pourront apparaître à ce stade les signes avant-coureurs d'un blocage inconscient. Car l'amour porté à autrui est un sentiment complexe. Quelques soient les qualités de l'Aimé(e), quelques soient les intentions sincères de l'Amant(e), l'élan amoureux subit l'influence des pulsions inconscientes. On les analysera plus loin mais rappelons, dès à présent, l'une des découvertes importantes de la psychanalyse d'enfant : tout sentiment amoureux trouve son origine dans la première relation d'amour, celle qui unissait l'enfant à sa mère. Vu du côté de l'enfant, cet attachement n'est pas seulement animé de gratitude ou de tendresse. Il comporte une exigence et une voracité pouvant aller jusqu'à la haine. Plus tard, la capacité d'aimer évoluera, grâce au refoulement et à la sublimation, de façon positive, mais elle gardera toujours les traces de l'amour-haine de la première relation. D'autres écueils, également inconscients, menacent le couple au stade de l'énamoration. Ils peuvent être liés à d'anciennes angoisses, à un problème d'identification sexuelle, à une structure pathologique de la personnalité entraînant une stratégie inadéquate (par exemple phobique, hystérique ou perverse) face au désir. Comme thérapeute, j'ai été confronté à des brusques blocages. A ce moment-là, une thérapie est utile pour prendre conscience de ces difficultés et mieux les maîtriser.

Si les sentiments d'insécurité sont progressivement maîtrisés et intégrés, le couple pourra se maintenir; il passera insensiblement de l'exaltation à une phase plus paisible.

L'amour au quotidien se débarrasse des illusions de l'idéalisation : la surestimation se transforme en *estime*. Certes l'objet reste fascinant, mais le sujet l'évalue désormais à sa juste mesure. Le Littré définit l'estime comme un lien fondé sur le caractère précieux de l'objet : « sentiment qui attache du prix à quelqu'un ou quelque chose ». L'estime n'est pas simplement le produit de la soustraction entre l'exaltation et l'objectivité, car le lien conjugal doit son caractère durable à la persistance d'une part de subjectivité. Ce qui n'implique pas un manque d'objectivité : l'objet est perçu pour ce qu'il est réellement. Qu'importe si elle a des taches de rousseur, si son regard est dur, s'il trahit quelques bégaiements du corps ou de la voix : « c'est ainsi que je t'ai choisi(e) ». Si l'amour aveugle, passionnel, n'avait pas remarqué les défauts, l'estime les tient pour négligeables. Elle les repère, les considère avec lucidité, puis elle les classe dans un dossier sans suite. L'estime est nécessaire pour assurer au couple sa stabilité. Elle résiste davantage à l'épreuve du temps. Elle aide le couple à assumer les déceptions et, plus tard, à surmonter les affres de la monotonie. Et pourtant, beaucoup de lettres de rupture se terminent par les mots : « Sache que je garderai toujours pour toi une profonde estime ». Si l'estime est la condition d'une conjugalité durable, elle n'en est pas l'essence.

Au cours de la quatrième phase, l'amour au quotidien se transforme en **conjugalité aimante.** J'appelle *connivence* le sentiment qui lui assure cette dimension. Je n'entends pas la connivence au sens usuel du mot, mais au sens proche du mot latin *con(n)iventia* que l'on utilise en sciences naturelles pour désigner deux parties qui se rapprochent et s'unissent. La connivence porte plus loin que l'estime. Celle-ci saisit le sujet dans sa singularité, celle-là l'appréhende au-delà de sa concrétude, dans son essence d'être humain. Certaines personnes ressentent plus sûrement, et avec une acuité particulière, l'essence des choses. Quiconque vit au contact quotidien de la maladie, du handicap ou de la mort peut constater à quel point le respect et l'attachement à l'Autre résistent, chez les simples, aux mortifications du désir. Souvent on les voit, les yeux rougis par les nuits de veille, témoigner d'une disponibilité infatigable, d'une fidélité à toute épreuve : fidélité au-delà de la déchéance, au-delà de la laideur et de la tuméfaction, au-delà de la décomposition de la chair, fidélité métaphysique qui, hors de toute distinction entre l'âme et le corps, reste animée par l'humanité de l'Aimé(e).

Mais quelle est cette humanité dans l'Autre qui porte le sujet aimant à une fidélité « à toute épreuve » ? L'homme de la rue - dans la mesure où il a connu une tradition d'ouverture et de sensibilité éthique - partage avec les philosophes de l'existence une perception intuitive de la grandeur et de la faiblesse de l'homme, de la transcendance et de la facticité. Il est pris d'une égale angoisse devant le gouffre, *l'Abgrund*, le sans-fond de l'existence. Depuis qu'il est enfant, le silence de la nuit lui révèle qu'il est jeté sur la courbe du temps, qu'il n'est pas l'auteur de ses jours ni le maître de sa mort. Le savent aussi, les poètes depuis les anonymes grecs jusqu'à Paul Eluard : « Je n'ai de sens que par complète absence ». Pour l'homme de la rue, pour les humbles et pour les poètes, la transcendance n'est ni affirmation naïve ni contrainte abusive : elle est tout juste la possibilité offerte à l'Homme de s'ouvrir à son pouvoir-être.

Le choix du mot connivence implique que ce qui est partagé au sein du couple, c'est le sentiment de situation au sens de la philosophie existentielle : le sentiment d'être tous deux « jetés » dans le silence de l'Univers, en n'ayant pas de réponse toute faite au sens de la vie et de la mort mais en ayant pour foncières possibilités celles de penser, de parler et d'aimer. Connivence qui n'exclut pas la lucidité, au contraire : c'est la prise de conscience de l'imperfection, du manque, de la

« castration », comme aussi du mystère de l'Aimé(e), qui offre le recul nécessaire à une perception objective.

Etre homme, c'est actualiser en partie seulement ses possibilités originaires. Adorer sans retenue l'être aimé serait faire preuve d'aveuglement, ce serait revenir à la servilité de l'amour courtois. Le sujet surestime l'objet comme s'il regorgeait de plénitude, comme s'il pouvait combler toutes ses faims. Ce serait le déposséder de son incomplétude et de l'insoutenable mais nécessaire tension de son ouverture originaire. Telle est l'attitude du sujet hystérique qui, incapable d'assumer le manque en lui-même, affuble l'Autre des oripeaux de la perfection. Etre de connivence, c'est reconnaître chez l'objet à la fois sa séduction et ses failles. La connivence ne vise pas l'objet tel qu'il se présente dans la vie quotidienne ni l'objet idéalisé et surinvesti tel que le sujet au temps de l'énamoration voulait qu'il fût. Etre avec l'Autre sur le mode de la connivence existentielle, c'est, au-delà de l'objet, aimer l'Homme en lui : dans son pouvoir-être comme dans son incomplétude.

La connivence est un trait essentiel de la conjugalité aimante. Si l'estime ne porte que sur les qualités de l'objet, elle sera à peine plus solide que l'attirance. Si elle est basée en revanche, sur son essence, l'Aimé(e) gardera, au-delà de ses failles et « malgré des ans l'irréparable outrage », tout son prix. Mais ceci n'exclut pas les difficultés inhérentes à tout projet amoureux. « Pascale », 27 ans, interviewée lors d'une enquête auprès d'un groupe d'adolescents, exprime son bonheur d'aimer et d'être aimée, mais aussi, sa peur d'être « bouffée » :

> « L'amour, dans ma vie, tient une énorme place. Mais ce que je trouve important c'est que je ne me fasse pas bouffer. Je veux dire, je veux garder ma personnalité, c'est-à-dire qu'il y ait moi, le couple, et lui, que cela ne se mélange pas. (...) Je ne veux pas trop dépendre d'une affection. Je veux rester quand même libre de pouvoir faire autre chose, de ne pas être trop prise, et rester indépendante affectivement »[7].

Ces interrogations, ces angoisses pourront selon les cas s'apaiser ou s'exacerber. Dans la meilleure hypothèse, elles seront progressivement surmontées et « métabolisées » au profit d'une relation plus mûre, plus confiante et, effectivement, plus interdépendante.

Mais pourquoi utiliser le mot connivence ? Ce terme a parfois une connotation péjorative. Or,

---

[7] Propos cités par Dupuis E., Rabier M.H., Khleifi M. - *Histoires d'amour,* in: van Meerbeeck, Cl. Nobels, *Quand on n'a que l'amour.* De Boeck, pp. 209-210. Bruxelles, 1992.

l'étymologie du mot suggère une signification plus profonde. *Conivere* signifiait fermer, rapprocher, et se disait par exemple des yeux : *oculis somno coniventibus,* les yeux se ferment pendant le sommeil. « Fermer les yeux » inaugure la sphère de la relation existentielle. Quand le sujet dort, il quitte certes le monde commun pour se retirer dans son monde privé. S'isoler peut être un geste égoïste ou agressif, ce peut être aussi un temps pour la méditation, pour le ressourcement, ou même, pour une disponibilité infinie.

« Fermer les yeux » est également un geste d'indulgence. La conjugalité aimante implique une relation d'indulgence, de pardon, d'assomption de la faute. Le sujet accepte l'Autre tel qu'il est, incomplet et imparfait.

Chaque nuit, enfin, annonce ma mort. Etre de connivence, *conivere,* c'est fermer les yeux, c'est suspendre ensemble l'affairement pour les hommes et pour les choses du monde, c'est fermer les yeux sur la faute ou sur le manque de l'Autre, c'est assumer la mort.

Etre de connivence avec l'Autre, au sens existentiel, c'est savourer ensemble, dans la clairière de la vie, la quiétude de l'inquiétude partagée.

2. Incertitude d'un monde nouveau

L'amour est créateur d'espace, disait Lou Andreas-Salomé. Aimer, c'est passer du « Je » au monde du « Nous » : un monde nouveau, un monde de promesses et de joies diverses, mais aussi, d'inquiétude et de tension. Pour décrire ce monde nous disposons de deux concepts-clés de la phénoménologie : la temporalité et la spatialité. Evitons les considérations théoriques, mais arrêtons-nous un moment à un aphorisme de Héraclite : « Il y a pour les éveillés un monde unique et commun, mais chacun des endormis se détourne dans un monde particulier ». Héraclite était surnommé l'Obscur... mais si nous relisons la phrase, en nous imaginant l'homme d'aujourd'hui, hyperactif, s'affairant dans la foule, prolongeant sa soirée et rentrant épuisé, la petite phrase de Héraclite révèle toute sa richesse. L'homme est partagé entre soi et autrui : bien que la solitude offre repos et méditation, l'un des traits essentiels de l'homme est d'être attiré, interpellé, fasciné par l'Autre. Libre à lui de s'isoler dans son monde particulier pour une retraite égoïste, pensive ou studieuse; sa nature le porte aux risques de l'amour et du hasard. Si la retraite peut être signe de dédain ou de méfiance, elle peut aussi être lieu de méditation, de préparation à la rencontre et à l'altérité : à *l'être-avec*. Or, l'une des formes les plus élaborées de l'être-avec est l'être-avec sur le mode conjugal. Dans cette forme d'union, deux traits s'imposent d'emblée : un espace et un mouvement communs. Les partenaires se meuvent désormais *ensemble* dans l'existence et « pour toujours ». Le Je abandonne une part de son monde privé pour s'unir à l'Autre et construire avec lui, le temps d'une vie, un monde nouveau : le monde du Nous.

La dimension temporelle apparaît dès les premiers serments; elle se double d'une dimension spatiale. Amoureux et poètes chantent l'espace clos des corps enlacés mais aussi, au-delà du présent voluptueux, le désir de durée. Ainsi, le sens commun fait-il apparaître, comme l'un des caractères essentiels du projet conjugal, la transformation du monde du « Je » en un monde partagé : un monde où la spatialité et la temporalité du sujet tendent à se confondre avec celles de l'Aimé(e). Rapprochement de deux « Je » qui se manifeste par l'élection d'une demeure commune.

Décision confirmée, en cas de mariage, par les prescriptions légales : « Les époux ont le devoir d'habiter ensemble; ils se doivent mutuellement fidélité, secours, assistance ».

Peu d'auteurs ont analysé le monde du Nous avec autant de pertinence que Ludwig Binswanger, psychiatre suisse. On lui doit un ouvrage volumineux, dont ces lignes s'inspirent, *Formes fondamentales et connaissance du Dasein humain*[8]. Cette lecture constitue une véritable somme sur l'amour. L'auteur crée, pour ce faire, un nouveau mot, *Wirheit*, qu'on a traduit par *nostrité*. On pourrait écrire plus simplement : le « Nous » (ou, lorsqu'on parle de deux personnes, l'être à deux). S'attachant à étudier la spatialité du Nous, Binswanger fait remarquer que l'amour contredit le principe qui régit les relations quotidiennes entre les hommes et notamment la loi de « l'ôte-toi-de-là-que-je-m'y-mette ». Dans la relation d'amour il n'y a pas de réduction par la force de l'espace d'autrui. On ne s'égare pas dans d'interminables querelles au sujet du droit de l'un ou de l'autre. En témoignent le langage et les gestes : là où il est si souvent question de ruse, de prise et d'emprise, et contrairement aux situations où les verbes évoquent l'action de tirer, de pousser, de rejeter ou de détruire, le geste spécifique de l'amour est

[8] Binswanger L. - *Grundformen und Erkenntnis menschlichen Daseins*. Reinhardt. München (1942), 1973.

l'enlacement : *l'Umarmung*. Quand j'enlace l'être aimé, je lui signifie que je ne connais d'autre espace que celui de l'amour : l'espace du Nous-deux. L'amour ne connaît pas davantage de limite temporelle : la nostrité évoque l'éternité. Les exemples littéraires ne manquent pas, tel le sonnet d'Elisabeth Barrett-Browning opposant l'amour qui dure, *love that endures*, à la vie qui disparaît, *life that disappears*. Ce poème amène Binswanger à mieux distinguer le mode du *souci* (le souci de l'Etre, selon Heidegger, l'interrogation sur le sens de l'existence, la prise de conscience qu'on est « jeté » dans l'existence) du mode de *l'amour*. Là où l'Homme, rivé au souci et taraudé par la question de l'Etre, a pour horizon la mort, l'amour qui anime le sujet amoureux le porte vers l'Autre, au-delà de la mort. D'où cette phrase, souvent citée : « La temporalité de l'amour est durée, la temporalité de la vie, fugacité ».

L'idée de pérennité est liée au besoin de sécurité. Car la promesse est réciproque : si le sujet s'engage pour la vie, c'est dans la mesure où l'Aimé(e) lui offre le même engagement. Lors d'une enquête effectuée en Belgique, en 1991, par Rudolf Rezsohazy et Anne Vanderputten, le besoin de protection est cité en premier lieu parmi les facteurs assurant la cohésion du couple[9].

[9] Rezsohazy R., Vanderputten A. - *Les nouveaux enfants d'Adam et Eve*. Academia. Louvain-la-Neuve, 1991.

L'expérience amoureuse transforme le monde : la spatialité et la temporalité du Nous excèdent le monde visible. Inversement, la présence physique de l'Aimé(e) n'est pas nécessaire pour combler l'espace du Nous. Les amoureux le répètent avec d'infinies variantes : « Tu seras toujours avec moi, dans mon coeur, dans mes pensées... » Dès l'apparition de l'Aimé(e), la transformation est totale : le monde si souvent étrange, voire hostile, devient familier, convivial. C'est un monde coloré, irradié par une joie tranquille et profonde, la joie d'aimer et d'être aimé(e). Elle éclate, resplendissante de fraîcheur et de belle assurance, dans le *Cantique des Cantiques*. Mais ce monde de vie et de lumière devient froid et lugubre quand cesse la magie opérée par la présence de l'Aimé(e).

Ce vécu contraste avec le monde de l'amour-passion. Celui-ci est, dès le début, source de tension et de souffrance ; la mort y est omniprésente, et même ardemment désirée. Car la mort permettra aux amants de réaliser le rêve de fusion, leur passion sera égale à celle des dieux, elle apparaît comme le remède absolu contre les affres de la séparation.

Dans le monde du Nous, la Femme n'est plus la « deuxième », elle est l'égale, sinon la première. Recourant aux textes fondateurs de la sensibilité occidentale, Julia Kristeva conclut par ces mots son analyse du *Cantique des Cantiques* : « Le Cantique est un dépassement subtil de l'érotique et du philosophisme initiatique grec ou mésopotamien par l'affirmation de la femme : de l'épouse amoureuse (...) Hymne à l'amour du couple, le judaïsme s'affirme ainsi comme une première libération des femmes. Limpide, intense, divisée, rapide, droite, souffrante, espérante, l'épouse - une femme - est le premier individu ordinaire qui, de son amour, devient le premier Sujet au sens moderne du terme »[10].

L'attirance de l'Aimé(e) est renforcée par l'attirance des corps. Et souvent, le désir sexuel précède de loin, l'union affective. La plupart des religions invitent à la tempérance, à l'attente, à la réserve, mais l'on sait à quel point les moeurs divergent d'une religion ou d'une époque à l'autre. On connaît, d'un côté, l'exigence extrême régnant encore de nos jours dans maint pays musulman. De l'autre, la désaffection croissante des jeunes catholiques face à la doctrine officielle de l'Eglise. Mais quelque soit la réserve qu'il s'impose au sein de sa vie privée - pour des raisons religieuses ou par choix personnel - le couple est appelé à s'ouvrir à l'extérieur. Car le monde du Nous est un monde disponible : il est offert, au-delà du sujet aimé, à

---

[10] Kristeva J. – *Histoires d'amour*. Denoël, p.126. Paris, 1983.

l'ensemble de la communauté. Il n'est pas l'espace clos des auteurs romantiques. Le sol du monde du Nous est une terre d'échange. Une telle transformation postule l'existence d'une disposition originaire de l'homme. Mon expérience de thérapeute m'a convaincu de la justesse de l'affirmation des philosophes et du chant des poètes : aimer, être aimé et partager cet amour est l'une des aspirations la plus fondamentale, la plus passionnée, la plus universelle, de l'être humain. Et nulle part elle manifeste son origine profonde avec plus de tension, de désir et parfois, paradoxalement, d'ambivalence ou de haine, qu'en cours de thérapie, dans le transfert. Ce n'est pas un hasard si beaucoup de livres consacrés à l'amour, à la passion ou au couple, ont été écrits par un psychothérapeute ou un psychanalyste. Le thérapeute, à l'instar du poète, est l'un des observateurs privilégiés de l'âme humaine, de sa richesse et de ses drames, et, en premier lieu, de son ouverture originaire au monde et au visage de l'Autre.

L'analyse de Binswanger, si riche soit-elle, ne saurait nous suffire. Il faut bien convenir que les caractéristiques du monde du Nous ne sont pas spécifiques de l'amour conjugal. Je songe, par exemple, à l'amitié entre Paul Valéry et Stéphane Mallarmé, à Franz Liszt et Richard Wagner, à Albert Camus et René Char. De plus - différence essentielle -, le projet conjugal a pour finalité naturelle l'avènement de l'enfant, ce que Binswanger évoque à peine. Or, plus que tout autre geste, c'est le geste procréateur qui fonde la spécificité de l'union conjugale. Autre lacune : Binswanger, en général si prolixe, se montre étrangement avare de détails en ce qui concerne la promesse de fidélité. Or, il s'agit d'un facteur qui, outre la promesse de pérennité et l'espoir de fécondité, assure la spécificité du lien conjugal. La fécondité s'inscrit sur le plan temporel, la fidélité, sur le plan spatial. Nul autre ne troublera l'être-ensemble sur le mode amoureux, nul autre que l'Aimé(e) ne pourra émouvoir les sens du sujet amoureux : l'espace de l'enlacement écarte toute velléité d'un ménage à trois. Certes, les amants ne sont pas dupes : chacun(e) sait que l'Autre pourrait être un jour infidèle. Mais les écarts éventuels confirment la règle : la conjugalité, telle qu'elle a été définie plus haut, implique que chaque membre du couple s'efforce sincèrement à respecter sa promesse. La discussion ouverte en France au sujet de la fidélité dans la série *Autrement*, devient, dans ce contexte, très ambiguë. Daniel Sibony se méfie d'une fidélité qui ne s'appuierait que sur le souci de se donner bonne conscience, d'écraser « l'autre de sa fidélité s'il la pose comme fidélité en soi » ou, pire, comme une fidélité qui serait refus du manque, refus de reconnaître et d'assumer son incomplétude[11]. André Comte-Sponville exprime le souci de ne pas accabler l'époux (l'épouse) infidèle : « Pourquoi prétendrait-on à la jouissance exclusive d'autrui ? (...) Ni la morale ni l'amour ne m'y semblent principiellement attachés. A chacun de choisir, suivant ses forces et ses faiblesses »[12]. Etrange propos que celui de Jean-Pierre Winter : « Qu'est-ce qui peut fonder la fidélité si l'homme dit toujours autre chose que ce qu'il dit, s'il écrit autre chose que ce qu'il écrit, bref si toutes ses paroles, toutes ses pensées, toutes ses actions sont accompagnées de doubles étrangement inquiétants, qu'il ne connaît pas et auxquels il ne cesse pourtant de songer ? »[13]. On peut ne pas partager ces propositions et considérer, au contraire, que la fidélité à une parole donnée - ou, à tout le moins, l'effort de s'y conformer - est l'une des règles constitutives de toute organisation humaine et sociale.

La promesse de pérennité est tout aussi indissociable de l'idée de conjugalité. Dans l'Egypte ancienne, Isis s'écrie : « Il ne doit pas subsister, le dieu qui projeta de séparer l'époux de l'épouse ».

---

[11] Sibony D. - *Partage des eaux*, in: La Fidélité. Editions Autrement, pp. 16-26. Paris, 1990.

[12] Comte-Sponville A: - *Même les saisons sont volages*, in: La Fidélité, op. cit. pp. 144-54.

[13] Winter J.P. - *Variations sur un même thème ou la parole donnée*, in: La Fidélité, op. cit, pp. 192-99.

Outre son intérêt sur le plan anthropologique, ce propos confirme notre thèse selon laquelle l'idée de conjugalité date de l'Egypte ancienne. Les arguments ne manquent pas en effet pour la situer dans l'époque prédynastique, soit 3.000 ans avant notre ère. Plusieurs sources historiques (statuaire, poèmes profanes et textes religieux) attestent que des dispositions légales encourageaient, dès le 25ème siècle av. J.C., l'union durable entre les époux. Cette union résultait souvent d'un simple contrat. Chez d'autres, le mariage était réglé de façon détaillée. C'est ainsi que les couples pouvaient choisir entre trois modèles de contrat. La femme héritait des biens de ses parents, au même titre que l'homme. En fait, cette forme d'union ne faisait que reproduire, dans les mœurs de la vie quotidienne, le mythe d'Isis et Osiris, mythe qui a longtemps conféré une dimension sacrée au mariage égyptien. C'est ainsi que la statuaire du règne du pharaon Mykérinos (IVème dynastie, vers 2350-2500 av. J.C.) atteste d'une quasi glorification du couple. Plusieurs statues représentent un couple enlacé (qui nous rappellent l'*Umarmung* de Binswanger...), telle que la statue de Mykérinos enlaçant son épouse, ou, moins prestigieuse mais d'une émouvante simplicité, celle de Iaib et de son épouse Khouaout. Cette époque connaît une riche littérature, comprenant notamment les *sebayt* : des « textes de sagesse » qui traitent, sur un mode poétique, du respect dû aux parents ainsi qu'à l'épouse. Quant au mythe d'Isis, il insistait sur la fidélité : on se souvient qu'après la mort de son époux, elle réussit à le faire revivre, afin que leur amour devînt éternel.

A l'autre bout de l'existence, c'est le décès de l'Aimé(e) qui vient éclairer la promesse d'une lueur tragique. La disparition physique ne signifie pas l'absence : nombreux sont ceux qui vivent, au-delà de la mort, en communion intime avec l'Aimé(e). La mort ne signifie pas l'arrêt de la vie commune, elle inaugure de façon pathétique une autre forme de présence. Car les gestes, les prières, les rites du deuil ne sont ni évocation d'un mort ni incantation d'un fantôme, mais communion vivante avec un contemporain. Il est fréquent que l'endeuillé rêve que le sujet décédé est encore vivant. La clinique psychiatrique connaît sous la dénomination de « deuils pathologiques » des situations pouvant aller jusqu'à la conviction délirante de la présence physique du disparu. Enfin, beaucoup de couples vivent leur amour dans la conviction des retrouvailles au-delà de la mort. En témoigne, sur le mode dramatique, l'épidémie des suicides de la période romantique.

Paradoxalement, plus encore que ces témoignages vivants, ce sont les représentations, les objets ou les pierres qui expriment, avec une intensité douloureuse, la pérennité de l'amour. Ainsi, le visiteur qui parcourt les ruines de Délos, aujourd'hui désertes, découvre au détour d'une rue les vestiges d'une maison patricienne. Des ruines se détachent deux statues étonnantes, décapitées, représentant un couple : une dame athénienne, Cleopatra, et son mari Dioscouridès. Le spectacle est saisissant : le marbre, d'une pureté étincelante, contraste avec le bleu indigo de la mer. Au loin on aperçoit, frappées par le vent, les Cyclades cernées par l'écume des flots agités, tumultueux. Mais le couple de pierre reste impassible et confiant dans sa proximité aimante : le visiteur s'arrête, interdit, puis s'éloigne d'un pas furtif pour ne pas violer une si vivante intimité.

Elan, durée, pérennité de l'amour qui permettent à Michèle Gennart d'écrire, en écho au sonnet d'Elisabeth Barrett-Browning, ce commentaire : « La vie qui disparaît désigne tout autre chose que la vie dans sa banalité quotidienne à laquelle l'existence se réduit le plus souvent. Disparaître est la direction de sens qui la constitue dès le début de son être et de part en part. Voilà qui demeure étrange et peu compréhensible tant que nous laissons de côté ce qui doit se penser conjointement à la vie qui disparaît : l'amour qui dure. (...) Quel mortel est capable d'accueillir et d'honorer le déclin de la vie ? Le début du vers donne à cette question son orientation décisive :

« Love that endures ». Seul l'homme à qui il est donné d'aimer peut prendre la vie en sa garde au lieu-même où elle se réserve dans sa précarité éphémère »[14].

Mais le passage du Je au Nous se heurte à une difficulté qui n'est pas des moindres : dans quelle mesure le pouvoir-être sur le mode amoureux sera-t-il actualisé dans la vie concrète ? Il existe de toute évidence un hiatus entre le pouvoir-être et la vie de tous les jours. L'amour tend à conjurer cet écart. En optant pour une conjugalité vécue comme durée, le sujet offre à l'Aimé(e) le pari d'un monde qui, au-delà de la fragilité et des menaces pesant sur toute entreprise humaine, se trouve conforté par la promesse de pérennité. Ainsi, à la proposition de Heidegger : le *Dasein* est un être-vers-la-mort, le couple amoureux oppose-t-il, dans l'ivresse de l'être-pour-l'amour, une promesse d'éternité. L'amour conjugal, si peu honoré par Binswanger, nous apparaît comme le paradigme de la nostrité. Là où Heidegger montre que l'être-ouvert a pour tâche de vivre sur le mode du souci pour l'Etre, l'analyse du Nous montre que l'être-ouvert a *aussi* pour possibilité de se déployer sur le mode du souci pour l'Autre. Le Je se fond alors dans un monde

[14] Gennart M. - *Anthropophénoménologie de l'amour* - Mémoire de Licence en Philosophie, Univ. cath. Louvain, Fac. Philosophie et Lettres, pp 77-78. Louvain-la-Neuve, 1984.

nouveau, et la temporalité se prolonge dans le temps infini de l'amour.

Il reste que ce nouveau monde, dont on a décrit jusqu'à présent les aspects attirants, est fondamentalement incertain. Nous avons déjà fait allusion à la nature ambivalente de l'amour, lequel est toujours associé – au moins originairement – à une haine inconsciente. Il faut y ajouter une notion capitale – qui représente peut-être l'une des découvertes les plus interpellantes de la psychanalyse : l'homme, selon l'expression de Freud, n'est pas maître dans sa propre maison. Non seulement il est animé, à son insu, par des attaches, des penchants, des désirs qu'il refoule avec plus ou moins de succès, mais il faut ajouter, en référence aux découvertes de Léopold Szondi, qu'il vit sur un volcan pulsionnel. Szondi relève en effet, chez chaque individu, un mélange de tendances dépressives, maniaques, hystériques ou paranoïdes. Thérapeutes et analystes retrouvent ces tendances chez maint sujet. Elles forment, au gré des influences héréditaires, des amalgames variés. Convenablement gérées et sublimées, elles déterminent le coloris, le style, le caractère de chaque individu. Elles sont globalement bénéfiques, elles dictent son avenir professionnel, elles orientent le choix du partenaire. Mais l'une de ces tendances peut devenir prédominante, remonter brusquement à la surface, déséquilibrer le sujet et induire une souffrance, une difficulté à vivre sur le plan affectif et relationnel, voire un comportement pervers ou antisocial. Pour le partenaire, être confronté à des réactions insolites, à la limite incompréhensibles, n'est pas toujours facile à gérer. Cet avatar est souvent réciproque. Paul Valéry l'avait noté tout en finesse : « Vous n'êtes pas plus celle que je croyais que je ne suis celui que vous croyiez »[15]. Ce genre de surprise, si elle est convenablement explicitée, assumée, gérée, peut rapprocher les deux partenaires. Mais elle peut aussi causer l'échec du mariage, si le nouveau monde, au début fascinant, révèle brusquement sa fragilité, voire sa contamination par des tendances pathologiques. On touche ici l'un des écueils majeurs du projet conjugal : le couple risque de ne plus jamais connaître, dans ces cas, la même confiance ni la même sérénité.

---

[15] Valéry P. – *Eros*, in : Cahiers, II. Gallimard, Pléiade, p.415. Paris, 1974.

3. Altérité et réciprocité

La conjugalité opère un changement subtil au sein des relations affectives. Il s'agit d'un mouvement à trois niveaux. Mouvement, d'abord, à l'intérieur de soi : là où le sujet, jadis, était tourné successivement vers la mère ou le père, vers soi et vers le semblable, l'amour l'amène à élire un Autre radicalement autre que soi. Mouvement, ensuite, hors de soi : mouvement vers l'Autre, extériorité pure, audace, élan, sans cesse repris dans le travail quotidien de l'amour : de l'impulsivité à la patience, de l'avidité au laisser-être, de l'amour de soi au désir du désir de l'Aimé(e). Dans ce mouvement, l'Aimé(e) subit une transformation de son statut. Autrefois pur objet, il est davantage aimé pour ce qu'il est : être de chair et être-ouvert, sujet de désir et de projet. Aimé malgré ses imperfections, bien qu'il soit - comme moi ! – « castré », « barré ». Mouvement, enfin, au niveau de la nature de l'élan amoureux : au-delà de la volupté, fascination par le visage, par le style, par la personnalité de l'Aimé(e).

Malaise d'une civilisation

La réalité est souvent moins idyllique : elle révèle une différence radicale entre le pouvoir-être de l'amour et son actualisation concrète. Déjà en 1925, Thomas Mann faisait ce constat, cru et sévère : « On peut avoir l'impression que de nos jours, 90 % des mariages sont malheureux ». De cette constatation, on connaît les multiples modalités. Souvent, l'élan du couple s'affaiblit; si les premiers conflits ne conduisent pas à la rupture, c'est au prix de plusieurs compromis : même la fidélité, si impérieusement exigée, si solennellement promise, n'apparaît plus comme une preuve d'amour mais comme le prix à payer pour sauvegarder les apparences. Quantité de romans décrivent la vie conjugale comme une association hypocrite, médiocre et monotone, progressivement vidée de ce qui lui conférait, au temps des fiançailles, sa poésie, et à l'église, son engagement. L'accroissement du taux des divorces apporte la confirmation d'une exceptionnelle gravité. Actuellement, la proportion de 50 % de divorces, que l'on observe en maint endroit du globe, suggère que parmi les couples qui « tiennent », la moitié survivent de façon conflictuelle et précaire. Restent 25 % de couples apparemment harmonieux : on n'est pas loin de l'estimation de Thomas Mann. Si l'on y ajoute les problèmes liés aux aléas professionnels ou financiers, on comprend l'inquiétude des jeunes et le pessimisme des penseurs. Tel Freud vieillissant dénonçant, en 1929, dans « Malaise dans la civilisation », le mirage des illusions et la réalité de la pulsion de mort : incertaine est l'issue du combat entre Eros et Thanatos. Et je partage cette perplexité.

Un mouvement vers l'Autre

Si l'on ne peut contester le bien-fondé de ces considérations, elles ne modifient en rien l'essence du projet conjugal. Il persiste, en l'occurrence, en dépit de tout, une proportion importante du mariage « réussi » : en attestent les couples manifestant par leur tendresse, leur convivialité, leur fidélité - certains jusqu'à leurs noces d'or ou de diamant - une harmonie profonde et durable.

On a évoqué les modèles culturels soutenus, depuis l'Egypte ancienne, par la promesse de fidélité et de pérennité. Ces modèles sont toujours perçus de nos jours comme un idéal, au sens usuel du terme : « modèle de vie, de conduite ou d'action, style de rapport avec autrui que l'on estime bien en soi, et que l'on se propose comme objectif tout en sachant qu'il n'existe pas véritablement ». C'est cet idéal-là qui anime les jeunes; il ne s'agit pas d'un idéal flottant dans l'imaginaire, ni d'une convention ni d'une contrainte. La promesse des fiancés est plus qu'une attente, plus qu'un engagement : elle est une parole vivante, confirmée, actualisée dans la vie quotidienne. Sans nier les avatars de la vie conjugale, sans méconnaître ses échecs - qui ne font que confirmer, en contrepoint, l'espoir qui la sous-tendait -, l'observation quotidienne des couples donne à penser que dans ses formes « réussies » la conjugalité est vécue amoureusement, intensément, l'espace d'une vie. Descartes, dans un passage du *Traité des passions de l'âme*, opposait la bienveillance à la concupiscence. Ici, point d'opposition, car l'attirance sexuelle se double d'une préoccupation pour l'Autre pouvant prendre, dans la détresse ou dans la maladie, des formes extrêmes de dévouement, voire d'abnégation : négation du désir de soi au bénéfice du mieux-être de l'Aimé(e). Effacement et engagement au-delà de l'absence de l'Autre : les exemples ne manquent pas, dans la mythologie ou dans l'histoire, de femmes qui attendirent durant des années le retour de l'époux. Engagement au-delà de la mort, comme en témoignent les situations limites auxquelles il a été fait allusion. Ainsi, bien plus que les écrits littéraires ou universitaires, c'est le témoignage quotidien des hommes et des femmes qui suggère l'idée d'une altérité essentielle : modèle inatteignable sur le plan concret mais capable de soutenir toute une vie, selon le mot de Kristeva, « la légitimation de l'impossible ».

Amour de soi et amour de l'Aimé(e)

L'amour n'est-il qu'amour de soi ? Peut-il être pur désir du désir de l'Aimé(e) ? La pensée phénoménologique affirme que le sujet transcende le besoin : il peut imaginer, voire réaliser en partie, une *altérité essentielle.* Cette notion s'appuie sur divers écrits phénoménologiques et, tout particulièrement, sur ceux d'Emmanuel Levinas. On rejoint ici la question soulevée dans son oeuvre, *Totalité et Infini :* le désir de l'Autre est-il toujours réductible à un désir de soi ? Peut-on postuler une forme de désir authentiquement oblatif que l'on pourrait qualifier de transcendantal ou de métaphysique ? Ou même, en remontant à Platon, de divin ? Levinas insiste sur les deux composantes de l'amour. Tout en reconnaissant la part du besoin, qui est *retour sur soi,* jusque dans les formes apparemment les plus « élevées » de l'amour du prochain - et même, dans l'amour de Dieu - il postule en outre, une capacité de transcendance sous la forme d'une relation *métaphysique.* Relation qui n'exclut pas l'amour de soi, mais le dépasse, relation sous-tendue par la condition éthique : « L'Autre est certes, pour une part, objet et reflet de Moi, mais il est, essentiellement, *un Autre absolument autre* qui m'interpelle et m'oblige ».[16] Ce propos ne s'applique, en toute rigueur, qu'à la relation avec Dieu; l'auteur est d'ailleurs explicite sur ce point. Mais l'amour pour autrui peut *tendre* à l'idéal métaphysique. *Totalité et Infini* évoque l'amitié, la relation parents-enfants, l'amour conjugal. De même, lorsque Levinas aborde l'érotisme, la féminité ou la « merveille de la famille », il souligne que la relation oscille sans cesse entre la satisfaction « du plus égoïste et du plus cruel des besoins » et l'au-delà de l'aimé. Car l'amour, en visant Autrui comme objet du besoin, reconnaît son altérité; l'aimé jouit ainsi d'un extraordinaire privilège, celui d'être tout à la fois objet de besoin et de désir, de concupiscence et de transcendance : « L'amour ne transcende pas sans équivoque - il se complaît, il est plaisir et égoïsme à deux. (...) L'amour comme relation avec Autrui peut se réduire à cette foncière immanence, se dépouiller de toute transcendance, ne rechercher qu'un être connaturel, une âme soeur, se présenter comme inceste. Mais l'amour va aussi au-delà de l'aimé. Voilà pourquoi à travers le visage filtre

[16] Levinas E. - *Totalité et Infini* (1961) - Nyhoff, 4e éd., cfr pp 3-10. La Haye, 1980.

l'obscure lumière venant d'au-delà du visage, de ce qui *n'est pas encore*, d'un futur »[17].

Réciprocité

Les développements ultérieurs de la pensée levinassienne n'ont cessé de surprendre. Ils évoquent pour certains un idéalisme suspect, pour d'autres, l'intransigeance de l'éthique, voire une invitation malsaine à une dépossession du Moi. Il n'est pas douteux que les descriptions contenues dans deux écrits de Levinas : *Autrement qu'être* et *Humanisme de l'autre homme* s'éloignent du vécu de l'homme de tous les jours ; elles relèvent, me semble-t-il, davantage d'une phénoménologie de la sainteté. L'amour au quotidien n'est certes pas d'essence métaphysique. La description serait faussée si l'on minimisait l'attirance sexuelle, tout comme on ne peut éluder la part de réciprocité. En témoigne, dans sa forme actuelle, le rite du mariage chrétien : les promesses d'amour et de fidélité sont offertes dans la mesure où le sujet reçoit en écho, et symétriquement, le même engagement. Prôner un amour asexué et asymétrique serait proposer un idéal présomptueux. Ce serait oublier l'avertissement des poètes et des romanciers. Faust, Othello et Werther,- tout comme de nos jours les héros des séries télévisées - ne sont pas des

---

[17] Levinas E. - *ibid* – pp. 232-233.

personnages purement fictifs : leur désir aveugle et leur hargne, leur passion, leurs illusions, peuvent détruire le projet amoureux. La passion, en l'occurrence, étrangement ignorée des traités psychiatriques, fait souvent plus de ravage que la psychose. L'amant supprimant celle qu'il aime afin qu'elle n'appartienne à nul autre que lui, le sujet qui se consume d'un amour absolu, « pur et sans tache », et se suicide, l'idéaliste qui entraîne ses adeptes dans l'abîme de ses illusions : ces situations et d'autres relèvent, autant que la psychose, de l'incapacité - ou du refus - d'accepter l'incomplétude. Et pourtant, ils ont bonne conscience... Peu de temps avant de se suicider, Werther écrit à son ami : « Je suis effrayé de moi-même. L'amour que j'ai pour elle n'est-il pas l'amour le plus saint, le plus pur, le plus fraternel ? ».

Ces errements confirment, en contrepoint, la nécessaire part de réciprocité. Françoise Mies estime que si l'asymétrie et le sentiment de responsabilité fondent la dimension transcendantale de l'amour, ériger l'asymétrie - l'amour purement oblatif - en règle absolue serait malsain. Se distançant de Levinas, elle précise : « L'amour, plus que la responsabilité, dévoile l'unicité de l'autre. En ce sens, alors que l'insistance sur la responsabilité incessible du soi prête à une dérive involutive du soi, l'amour est, semble-t-il, plus apte à attester l'altérité d'autrui »[18].

L'idée de réciprocité est donc capitale. Elle s'oppose aux illusions d'un amour asexué idéalisé à outrance. Un bref retour dans le temps nous montre que l'idée n'est pas neuve. On la retrouve à plusieurs reprises sous la plume des théologiens de l'Eglise romaine. C'est ainsi que Hugues de Saint-Victor développe, au XIIème siècle, un discours étonnamment féministe avant la lettre. Il le fait en termes imagés : « Elle (la femme) lui a en effet été donnée comme compagne et non comme servante ou maîtresse. C'est pourquoi elle devait être prise non des extrémités mais du milieu. Si elle avait été formée à partir de la tête, elle l'eût été du sommet et aurait paru créée pour la domination. Si elle avait été faite à partir des pieds, elle l'eût été du bas et elle aurait été créée pour la servitude. Elle a donc été faite du milieu pour qu'il soit prouvé qu'elle a été faite pour l'égalité au sein de cette société (...) C'est cette société-là qui est le mariage; c'est elle qui est consacrée par le pacte de l'engagement mutuel quand l'un et l'autre se reconnaissent débiteurs l'un de l'autre »[19]. Plus près de nous,

---

[18] Mies Fr. - *Asymétrie et réciprocité: qui est le Messie ?* in: M. Dupuis - *Levinas en contrastes*. De Boeck Université, p. 129. Bruxelles. 1994.

[19] Hugues de Saint-Victor - *De Sacramentis*, cité par Mathon, op.cit. p. 192.

Karol Wojtyla - le futur pape Jean-Paul II –, prenant ses distances face aux discours exaltant l'amour oblatif, écrivait : « Il est clair que l'amour n'est pas unilatéral par nature, mais qu'il est au contraire bilatéral, qu'il existe *entre* les personnes, qu'il est social. Son être, dans sa plénitude, est inter-personnel et non pas individuel. (...) Pour que naisse le « nous », il ne suffit pas du seul amour bilatéral, car il y a en celui-ci, malgré tout, deux « moi », bien que pleinement disposés déjà à devenir un seul « nous ». C'est la réciprocité qui, dans l'amour, décide de la naissance de ce « nous »[20].

Oubliées, les dérives de l'amour courtois ! Les paroles prononcées de nos jours, lors du mariage chrétien, écartent toute idéalisation naïve. Les jeunes prennent leurs distances des formules surannées et ringardes; ils choisissent eux-mêmes des mots très simples pour exprimer leur amour. Mais rien n'est changé quant à l'essentiel : les promesses de fidélité et de pérennité sont clairement affirmées. Ainsi, le projet conjugal, dans son passage de la tradition à la modernité, s'affirme-t-il plus lucide et plus libre des formules rigides d'autrefois. Mais il reste immuable dans son essence : il confirme le don réciproque, la prise en

---

[20] Wojtyla K. - *Amour et responsabilité* (1962), Stock, pp. 76-77, Paris, 1978.

charge du destin de l'Aimé(e), l'espoir et l'accueil de l'Enfant.

La raison du corps

Les critiques adressées contre les rigueurs de l'Eglise catholique sont fondées. Origène, « père de l'Eglise », s'appuyant sur une certaine tradition grecque, affirmait que l'attirance physique excluait la dimension spirituelle et vice-versa. Le *Traité sur l'Amour* de Ibn' Arabi, qui connut une grande célébrité, était plus nuancé : Ibn'Arabî distinguait trois sortes d'amour : l'amour divin, l'amour naturel et l'amour spirituel. L'amour naturel est l'amour qui, tout en aimant, recherche la satisfaction de ses désirs (« la plupart des hommes actuellement sont gouvernés par ce type d'amour »). Ibn'Arabî prône l'amour spirituel, soucieux du désir de l'aimé : « l'amour spirituel est celui de l'amour qui s'empresse à satisfaire l'aimé », mais il précise que cet amour n'exclut pas l'amour de soi.[21] Dans *Totalité et infini* Levinas adopte une position proche de Ibn'Arabî, tout en soulignant la part d'équivoque et d'ambiguïté dans l'amour. Je préfère parler de paradoxe. Paradoxe parce que l'amour humain, au départ égoïste et incarné, peut s'ouvrir à une altérité essentielle. Paradoxe inscrit au plus

---

[21] Ibn'Arabî - *Traité de l'"Amour* – Trad. Fr. Gloton M. Albin-Michel, pp 66 et 95. Paris, 1986.

profond de notre nature - ni ange ni bête - et fondé sur notre double appartenance, somatique et psychique. Paradoxe lié au fait que, êtres mortels, poussés par le besoin et les pulsions, nous sommes, de plus, fascinés par l'infini.

Il est un mot qui permet de dépasser le paradoxe et qui exprime parfaitement le mouvement du soi vers l'Autre, un mot qui est énoncé tout au long de l'histoire de la pensée et qui trouve dans la conjugalité vécue comme durée l'une de ses expressions les plus riches de sens : la transcendance.

Il nous est possible, à présent, de redéfinir l'altérité essentielle. L'homme, disait Heidegger, est *Dasein* et *Mitsein :* être-ouvert à l'Etre et être-ouvert à autrui. De cette ouverture à l'altérité, l'union conjugale est un mode parmi d'autres. Lorsqu'elle se développe sous la forme d'une conjugalité aimante, il ne s'agit plus seulement d'une relation de côte-à-côte mais d'un mouvement vers un Autre absolument autre, d'une altérité essentiellement bienveillante : contemplation amoureuse, enlacement, prise en charge de l'Aimée(e) en vue de son déploiement dans le champ du possible. Il ne s'agit pas ici de formules abstraites, mais des caractères fondamentaux des couples réalisant une conjugalité aimante. Au cours d'une thérapie, les sentiments sont exprimés avec une intensité particulière et beaucoup de sincérité. On assiste « in vivo » à l'expérience intime du sujet et à son vécu dans le transfert.

Si l'on a regretté, non sans raison, que Heidegger ait minimisé dans *Etre et Temps* la dimension de l'altérité au profit du souci, on ne peut oublier que ce philosophe, dans la *Lettre sur l'Humanisme,* nous offre de l'amour cette définition d'une extraordinaire densité : « Prendre en charge une « chose ou une personne » dans leur essence, c'est les aimer, les désirer. Ce désir signifie si on le pense plus originellement : don de l'essence. Un tel désir est l'essence propre du pouvoir qui peut non seulement réaliser ceci ou cela, mais encore faire « se déployer » quelque chose dans sa provenance, c'est-à-dire faire être. Le pouvoir du désir est cela « grâce » à quoi quelque chose a proprement pouvoir d'être. Ce pouvoir est proprement le « possible », cela dont l'essence repose dans le désir. De par ce désir, l'Etre peut la pensée. Il la rend possible. L'Etre en tant que désir-qui-s'accomplit-en-pouvoir est le « possible ». Il est, en tant qu'il est l'élément, la « force tranquille » du pouvoir aimant, c'est-à-dire du « possible » [22].

Telle est précisément la visée de la conjugalité aimante : s'effacer en vue du pouvoir-

---

[22] Heidegger M. - *Lettre sur l'Humanisme* (1946) - Trad. franç. R. Meunier. Aubier-Montaigne, pp 34-37. Paris, 1983.

être de l'Aimé(e). Elle est animée par un mouvement hors de soi vers le possible, vers l'avenir et l'épanouissement de l'Aimé(e). Nulle équivoque, nulle ambiguïté dans cette ouverture, mais tension, déchirure, partage, richesse. Duplicité des jeux de l'amour et du hasard : possession et respect, jouissance, tension, folie. Duplicité érigée en règle du jeu. C'est dans le creux de ce paradoxe que naît l'esthétique de l'amour : au-delà de l'éveil des sens et de la volupté des corps, qu'advienne le désir du désir de l'Aimé(e).

L'altérité de l'amour vécu comme durée, c'est le paradoxe, sur fond d'attrait sexuel, d'une transcendance offerte à l'Autre, comme promesse.

4. Le défi

Le projet de construire à deux une relation durable et fidèle représente un pari exceptionnel. On espère une longue vie jalonnée de joies profondes, de projets communs, d'une connivence à tout instant. Mais il faudra surmonter les périodes difficiles, dissiper les motifs de désaccord, faire des concessions, et gérer les pulsions inconscientes auxquelles il a été fait allusion plus haut. Comment réaliser une relation qui ne soit ni aliénation étouffante de l'Aimé(e) ni effacement masochiste de soi ? Une union où l'Autre se sentira aimé dans la plénitude de son pouvoir-être, comme aussi dans les limites de ses faiblesses ? Non pas l'amour fou, impérieux et imprévoyant de l'énamoration, mais l'amour éprouvé à l'aune du réel. Une jeune fille interviewée par Emmanuelle Dupuis exprime ses craintes crûment :

> « Mon avenir à moi, c'est de vivre le moment et l'instant. Moi, j'ai toujours pensé que le mariage et le concubinage, ça tue l'amour, quoi. Ça le tue. Je ressens tellement ça à l'intérieur qu'il faut que j'arrive à l'exprimer comme il faut, quoi. L'homme tue la femme, étouffe la femme pendant le mariage, pendant le concubinage et puis après, il va se plaindre à qui veut l'entendre qu'il baise un macchabée, quoi. Alors qu'en fin de compte, c'est lui qui l'a tuée, c'est lui qui l'a étouffée »[23].

L'un des aspects du défi est de réaliser une *convivialité soucieuse*. On ne peut parler d'amour, sous peine d'affadir le mot, s'il n'implique pas, à tout instant, un sentiment de responsabilité envers l'Aimé(e). Le mot soucieux introduit une différence radicale dans le rapport avec autrui que ne rendent ni l'« être-avec » de Heidegger ni le *liebenswürdiges Miteinandersein* (l'être-avec-autrui sur le mode aimable) de Binswanger. La consonance romantique du *Liebenswürdiges* prête à confusion. *Füreinandersein* est plus adéquat : *être-pour* le sujet aimé. Non pas au prix d'un effacement de soi qui aboutirait à l'affaiblissement, à la dépossession du sujet, mais un *être-pour* fondé sur le souci du destin de l'Aimé(e). L'être-pour n'invite pas à n'être plus soi-même, mais à « être autrement », afin que le solipsisme se mue en

---

[23] Propos cités par Emmanuelle Dupuis, in: van Meerbeeck Ph. - *Quand on n'a que l'amour*, op cit p. 247.

hospitalité et l'être côte-à-côte en être soucieux. Le souci dont il est question vise certes, au niveau fondamental, le souci de l'altérité de l'Aimé, mais aussi la préoccupation pour les besoins concrets de la vie quotidienne : la sécurité matérielle, l'emploi, la santé.

La convivialité soucieuse implique de plus, la sollicitude pour l'enfant. Robert Neuburger, parmi d'autres, souligne le danger de magnifier le mariage en sacrifiant l'enfant au profit de l'institution conjugale : « Les enfants nous ont confirmé ce récit, mais également l'enfer qu'a été pour eux la prévalence de l'institution couple au sein de la famille, les enfants étant considérés comme des faire-valoir ».[24] L'invitation est claire : elle recommande, d'abord, de se concerter, avant la conception, quant aux possibilités et aux modalités - morales et matérielles - d'accueil de l'enfant. Beaucoup de parents sont invités, de nos jours, à un programme de formation - qui sortirait du cadre de cet essai - afin que la demeure devienne avant tout un lieu d'accueil, de protection et d'initiation pour l'enfant.

Autre souci : le couple se rend compte, avant de s'engager, des difficultés de l'entreprise. Longtemps, dans l'Occident chrétien, réussir son

---

[24] Neuberger R. – *L'irrationnel dans le couple et la famille*. Ed. ESF. Paris, 1988.

mariage était perçu comme une obligation. Le « mariage parfait » était censé apporter bonheur, sécurité et apaisement des sens. Les jeunes, de nos jours, ne sont pas dupes quant à leurs chances de succès. Ils ont lu Freud et regardent la télévision. Et ils connaissent les pièges...

Tout couple est confronté au dilemme entre distance et proximité. La proximité, aimante et voluptueuse, est ardemment désirée mais une distance est nécessaire. La conjugalité aimante constitue, aux yeux d'Emmanuel Levinas, le paradoxe d'une relation à la fois *infiniment proche et infiniment distante :* « une relation avec une réalité infiniment distante de la mienne, sans que cette distance détruise pour autant cette relation et sans que cette relation détruise cette distance ». D'où l'expression : *l'Autre est l'Etranger,* l'étranger qui trouble le chez-soi. Mais Etranger veut dire aussi le libre : « sur lui, je ne peux pouvoir ». Car l'Autre n'est pas privé de son altérité, l'Autre est absolument autre, il dépasse l'autre en moi : *l'absolument Autre, c'est autrui.*[25] Une distance est donc nécessaire; le couple doit pouvoir exprimer ses divergences, il lui faut un espace pour les tensions et les conflits, un tremplin pour les choix personnels. Les thérapeutes du couple estiment qu'on doit être « trois », c'est-à-dire qu'outre le

[25] Levinas E. - *Le temps et l'Autre* (1979). Presses univ. France, pp 9, 18-19. Paris, 1983.

couple il faut un entre-deux pour « souffler un peu », pour pouvoir investir dans d'autres domaines. Et c'est dans cet espace, dans cet entre-deux, qu'une place pourra être faite à l'Enfant : une place de choix.

Le couple au risque de l'inconscient.

Un des héros d'Amélie Nothomb s'exclame : « Pourquoi est-il impossible de faire du bien à quelqu'un sans lui faire du mal ? Pourquoi est-il impossible d'aimer quelqu'un sans le détruire ? » Une première réponse à cette question est liée, on l'a vu, au fait que l'amour est, dès le stade oral, fondamentalement ambivalent. Tout amour comporte originairement une part de haine. Car le premier être que le nourrisson rencontre est sa mère. S'instaure d'emblée, de la part de celle-ci, une relation d'attachement, de tendresse et de souci tandis que celui-là est partagé entre des moments de félicité océanique et une faim dévorante, voire des fantasmes de dévoration. On peut s'attendre à ce qu'une relation aussi conflictuelle laissera des traces indélébiles. L'enfant, devenu adulte, pourra présenter plus tard, suite à un fait anodin, des réactions inappropriées, irrationnelles, parfois violentes. La haine peut persister longtemps, latente, refoulée ou sublimée – par exemple sous la forme d'une sollicitude excessive envers l'Aimé(e)

– mais peut aussi resurgir brusquement à l'occasion, par exemple, d'une infidélité, d'un revers financier, du dépit ou des problèmes éducatifs causés par un enfant perturbé. Une autre difficulté est liée à l'origine sexuelle de l'amour, plus précisément : aux sentiments inconscients qui inhibent, exacerbent ou pervertissent la pulsion érotique. La conduite amoureuse, en l'occurrence, est animée par des forces opposées : tendresse et agressivité, désir de combler et d'être comblé. Nous avons rappelé les observations de Szondi montrant que chaque sujet vit, à la limite, sur un volcan pulsionnel. Plus concrètement, les premiers disciples de Freud, notamment Ferenczi, rappelaient volontiers que l'angoisse de castration, chez l'homme, tout comme la jalousie phallique, chez la femme, ne sont jamais définitivement « liquidés » : chez certains, le complexe perdure toute la vie.

Enfin, la petite phrase d'Amélie Nothomb nous rappelle un phénomène universel : la présence, chez tout sujet humain, d'un obscur sentiment de culpabilité. Analysée longuement dans un texte, consacré à la vie de Vincent van Gogh[26], la culpabilité peut prendre des formes différentes, les causes pouvant s'additionner chez le même sujet. On peut distinguer en effet, divers

---

[26] Jonckheere P. – *Crise et « tisis » dans l'existence du sujet*, in : Passage à l'acte. De Boeck Université, pp.53-72. Bruxelles, 1998.

niveaux de culpabilité. Un sentiment de culpabilité *réactionnel* est lié au fait que le sujet a effectivement commis une faute morale. Freud décrit le sentiment de culpabilité *intra-psychique,* d'origine inconsciente, qu'il attribue à des causes anciennes : la masturbation infantile, la culpabilité incestueuse en rapport avec le désir éprouvé envers le parent de sexe opposé ainsi que les fantasmes de meurtre envers le parent rival. Autre niveau, les sentiments de culpabilité d'origine *culturelle ou religieuse :* on pense ici aux effets d'une éducation trop rigide, à l'angoisse religieuse et, chez les musulmans, à l'évocation, à plusieurs endroits du Coran, des supplices de l'enfer. Chez les catholiques romains, on n'ignore pas le malaise suscité par le dogme du péché originel. Plus fondamentalement, Emmanuel Levinas met en évidence *le sentiment de responsabilité* qui surgit dès la rencontre du visage d'autrui, sentiment antérieur à toute instance extérieure, sentiment qui rappelle la phrase de Pascal : « C'est là ma place au soleil : voilà le commencement et l'image de l'usurpation de toute la terre ». Enfin, à ces faits bien connus, il convient d'ajouter la culpabilité *ontologique*, liée à la notion heideggérienne de la *Schuld* (la faute ou le manque) ainsi que la finitude (« l'être en vue de la mort »). Ces notions, telles qu'elles sont étudiées dans *Etre et Temps*, sont les concepts les plus originaux de « l'analyse existentiale ». Pour Heidegger, l'un des caractères propres de l'homme, est son rapport particulier à la mort. On ne vise pas ici le drame de la fin de la vie. Que la mort soit cet événement implacable qui confère à l'existence humaine sa dimension tragique, est un thème récurrent et universel ; il parcourt comme un fil rouge et les tragédies grecques, et les douloureuses épitaphes égrenées par Marguerite Yourcenar dans *l'Offrande et la Lyre*. Ce qui est souligné par Heidegger, c'est que la mort révèle au sujet « le sans-fond de son existence ». Car il n'est maître ni de sa naissance ni de sa mort. Ce sans-fond, ce sentiment de dette ou de manque, source d'angoisse, est également source de richesse : il est le point d'ancrage de son projet, la pierre angulaire de sa responsabilité, autrement dit, selon Sartre : de son engagement. C'est à lui qu'incombe la tâche de combler, selon ses possibilités, l'espace de la vie. Sentiment exaltant mais qui peut être inconfortable, il peut aussi générer, en cas d'échec, un sentiment de culpabilité. Comment gérer ce sentiment ? Grande sera la tentation de le rejeter sur autrui. Epiloguer sur ce sujet serait fastidieux mais il nous fallait rappeler que quantité de tensions, d'accusations étranges, d'attitudes violentes, par exemple envers le conjoint, envers la Femme ou envers l'Etranger, trouvent ici leur origine.

Les difficultés évoquées ci-dessus ne sont pas des épiphénomènes, elles font partie du patrimoine psychologique commun, elles marquent la différence, elles constituent la richesse de la vie psychique. Mais si elles sont massivement refoulées, si le sujet hésite à reconnaître ses failles, s'il est submergé par un sentiment d'impuissance ou de culpabilité, on conçoit qu'elles puissent fragiliser le lien conjugal surtout si, avant le mariage, le sujet les avait gardées sous silence. La plupart des sujets connaissent, fort heureusement, un équilibre intérieur, mais le regard phénoménologique serait trompeur s'il se limitait à refléter la part de plaisir, de partage et de sérénité dans la relation amoureuse. Contrairement aux ouvrages moralisateurs et idéalisants du siècle dernier, célébrant le « mariage parfait », l'analyse phénoménologique, écartant tout préjugé normatif, reconnaît que l'une des caractéristiques de l'union conjugale est sa fragilité.

Fragilité qui renvoie à un problème de fond : compte tenu des forces obscures de l'inconscient, une conjugalité vécue comme durée est-elle possible ? Julia Kristeva écrit, dans le livre précité, à propos du *Cantique des Cantiques* : « Son attrait énigmatique, son charme lyrique proviennent en grande partie d'être une légitimation de l'impossible, d'être un impossible érigé en loi amoureuse ». Le propos est grave. Au-delà de sa résonance poétique, il suggère, à la limite, que tout projet conjugal serait une illusion, une utopie... Il nous faut donc examiner la question à son niveau fondamental. Exercice hasardeux, mais pour lequel nous bénéficions d'un guide précieux, le philosophe italien Fabio Ciaramelli. Celui-ci s'appuie sur un propos énigmatique d'Emmanuel Levinas : « La folie est-elle une issue ou l'issue est-elle folie ? L'extrême conscience serait la conscience du sans issue et ainsi non pas le dehors, mais l'idée du dehors et ainsi, obsession. Un dehors pensé dans l'impossibilité du dehors, la pensée produisant le désir de l'impossible dehors. En cela folie ou notre condition religieuse »[27]. Ciaramelli explique que Levinas discerne, au sein du sujet, deux tendances, deux zones : la zone du *moi ontologique* caractérisée par la connaissance, l'activité et le pouvoir, et celle du *soi éthique,* lieu de la passivité et du désir. Le moi est égoïste, impérialiste et totalitaire, c'est de lui que germent les projets et partent les actions. Le soi, par contre, attend l'Autre et désire le dehors : « le soi est pensé par l'impossible »[28]. Le moi n'est pas désintéressé : il rêve de connaissance, de pouvoir et d'action. Porteur de toutes les ambitions, il occupe, assiège, anéantit. L'Autre est, parmi les autres, objet de convoitise, voire de destruction; il n'est que le reflet

---

[27] Levinas E. - *Sur Maurice Blanchot*. Fata Morgana, p. 63. Montpellier, 1975.

[28] Ciaramelli F. - *Levinas ou l'altérité impossible*, in : Jonckheere P., – *Phénoménologie et analyse existentielle* – De Boeck, 2e éd., pp 109-116. Bruxelles, 1989.

du moi, une projection ou une ombre. Ainsi, le moi tend par sa nature à la négation de l'altérité et à l'abolition de tout dehors. Il vit sur le mode totalitaire : réduire toute extériorité à sa présence. Le soi, en revanche est désintéressé, il est don de soi. Il souhaite la rencontre avec l'Autre. Là où le moi est rivé à la facticité, le soi est transcendance. Il expose le moi à la critique. Sans le soi, l'amour ne serait qu'une autre forme de violence. Mais au sein du sujet l'équilibre est précaire : entre le moi et le soi règne au mieux, une *perpétuelle oscillation,* au pis, une *tension insoutenable.* Un moi totalement égoïste jouirait, selon Levinas, de « l'impunité d'un être seul au monde », il connaîtrait le vertige de la toute puissance et de la raison. Autosuffisance fallacieuse : le sujet, fermé sur lui-même, n'aspire qu'à être comblé, mais en se comblant, il risque de faire le vide autour de lui. Quant à l'ouverture à l'Autre - l'exposition à « l'impossible dehors » - elle se révèle tout aussi périlleuse, car le sujet risque alors de ne plus pouvoir prévoir, ni identifier ni assumer. De plus, elle met le moi en position d'échec puisque ce qui est désiré ne peut être désiré que dans la mesure où l'on renonce à la soif du pouvoir. Toute relation est potentiellement aliénation : maladie de l'identité, possession, psychose. D'où le dilemme : folie ou condition religieuse, la folie étant comprise ici non comme une raison déréglée mais comme une ouverture du cercle solipsiste, ou, selon la belle expression de Ciaramelli, comme une *impossibilité positive*.

Dilemme ou impasse... S'il existe une aussi forte tension, quasi schizophrénique, entre le moi et le soi, entre l'égoïsme et l'ouverture, la conjugalité n'est-elle pas vouée à une impossibilité radicale ? N'est-ce pas cette impossibilité que chantent les poètes, tel Jacques Brel, dans « La Quête » : *l'impossible rêve, l'inaccessible étoile ?* Une réponse à cette question est de considérer que la conjugalité est le paradigme de la notion d'idéal : un but impossible à rejoindre dans sa plénitude mais qu'on espère, malgré ses faiblesses et malgré les aléas de la vie réelle, de réaliser en partie. Une autre réponse nous est donnée par les couples qui semblent avoir réussi leur audacieux pari. Un tel pari exige une singulière dose de concessions et d'efforts. Une troisième réponse est d'ordre sociologique : la période des fiançailles traditionnelles et, de nos jours, la cohabitation avant le mariage ou le « mariage à l'essai » aident le couple à vérifier avant tout engagement la « faisabilité » de leur union. Mais ces possibilités n'éludent pas la question fondamentale, celle d'une impossibilité positive. Autrement dit : appelé à surmonter la tension entre le moi et le soi, entre l'égoïsme et le partage, le projet conjugal nous est apparu, foncièrement, en soi, comme un défi. Un défi quasi ontologique. Un défi que beaucoup espèrent, sincèrement, pouvoir réaliser, mais que d'autres jugent irréaliste, voire trompeur.

5. Alliance ou malentendu originel ?

Et peut-être qu'il n'y eut pas d'amours,
mais des malentendus
Paul Valéry (Cahiers, 1900)

Comment définir le lien entre les partenaires ? Qu'est-il advenu des promesses du début ? Les premières initiatives, les différentes démarches, l'engagement sont dictés par une réelle attirance. Il y a, de part et d'autre, un désir sincère de réaliser une vie pleinement amoureuse mais chaque partenaire est animé, à son insu, par d'autres motivations. Nous en avons déjà évoqué quelques-unes. Revenons un moment sur l'une d'elles : l'amour humain connaît deux tendances contraires. Si l'une, centripète, l'amène à aimer, à protéger ou à posséder l'Autre, la seconde, insouciante et centrifuge, peut l'amener plus tard à se démettre de ses responsabilités. D'une part, l'Autre est requis comme être désirable, comme appui et comme soutien. Cette part de besoin est exacerbée au sein des couples que la clinique qualifie, à la limite, d'hystériques, sadomasochistes ou fusionnels. D'autre part, on voit des partenaires « prendre leurs distances », la relation se réduisant à une association froide et flegmatique. La relation vécue comme durée se situe entre ces deux extrêmes : ni réquisition ni détachement, mais mise en commun, communion, partage. Le mot *alliance* paraît le plus approprié pour désigner ce mode de relation. Il implique, avant la conclusion du contrat, le respect de la liberté de l'Autre. Il postule un vif sentiment de responsabilité. Face aux médias qui traitent souvent l'amour, le mariage et la famille comme des sujets futiles, le projet conjugal suppose une union de deux êtres vivant ensemble en êtres responsables. Ceci exige une période préparatoire d'essai, de réflexion, de délibération. Ainsi s'éclaire le sens des fiançailles, temps de recherche et d'épreuve au cours duquel le sujet s'interroge, non seulement sur la pertinence de son choix, sur l'existence d'une communauté de goûts et de valeurs, mais aussi sur sa capacité de construire à deux une relation durable. L'alliance préserve le couple des velléités centrifuges tout en évitant l'association insipide des époux rangés. Elle s'inscrit dans la durée. Elle s'oppose à la fusion.

L'alliance permet de concilier offrande et partage, asymétrie et réciprocité, amour de l'Autre et amour de soi. Ce souci de préserver, le temps d'une vie, un équilibre entre asymétrie et réciprocité, entre possession et liberté, évoque le phénomène physique de l'osmose. Ce mot désigne, on le sait, le processus d'interpénétration de deux liquides qui restent cependant en partie distincts, grâce à une membrane semi-perméable. L'amour crée également, sur le plan affectif, une sorte d'osmose. Elle est basée sur la communion des sentiments. La joie de l'Autre me touche. J'en suis affecté sans que je ne puisse en reconnaître l'origine (telle la main touchant l'autre, dans l'exemple de Merleau-Ponty). Mais plus que dans la joie, c'est dans la douleur que l'osmose apparaît avec netteté. La souffrance de l'Aimé(e) me peine sans que je puisse me l'expliquer. On me dit : parce que je m'aime en lui. Mais l'aimais-je avant de l'avoir rencontré(e) ? L'osmose se distingue de ce que Schopenhauer nomme *compassion*. Par la compassion, je risque de me perdre dans une douleur stérile; par la fusion je serais abattu, *a-néanti*. L'osmose de la conjugalité, à l'inverse, et à l'instar de celle que l'on décrit dans les sciences naturelles, est une force, un principe de vie. Là où la fusion aliène, l'osmose anime et renforce. Elle n'est pas aspiration ni extraction, mais transmission, communion, partage.

Partage de l'expérience. Mise en commun, convivialité, communion. Exacerbation des émotions et des découvertes, création d'un monde nouveau. Partage dans la relation sexuelle : éveil des sens, frémissement, volupté de la découverte sur arrière-fond d'une existence partagée. Fantasmes indicibles, sens débridés, mer démontée, à deux pas du rivage.

Osmose implique union, elle s'oppose à la fusion. Les partenaires ne font qu'un mais ils gardent leur individualité qu'ils eussent perdue dans une relation fusionnelle. En témoignent, a contrario, certaines personnes souffrant par exemple de crises d'asthme. La présence de l'autre revêt dans ces cas - au sens propre - une importance vitale. La littérature médicale rapporte le cas de patients ayant présenté une crise au moment de l'arrivée, ou du départ, de l'objet aimé. La crise peut se déclencher à la simple évocation de la séparation, par exemple lors d'un rêve ou d'un fantasme. Un autre exemple est celui de l'enfant psychotique. On a abondamment décrit les attitudes étranges par lesquelles certaines mères maintiennent - inconsciemment - leur enfant dans un état de dépendance extrême au point d'induire chez lui un processus psychotique. Harold Searles, l'un des auteurs qui a le mieux étudié ce phénomène, constate que l'enfant est confronté à un choix impossible : ou bien s'autonomiser et devenir soi-même au risque de perdre la relation symbiotique ou bien préserver la symbiose mais faire le deuil de son autonomie au point d'être psychologiquement détruit. Ne pouvant choisir ni l'une ni l'autre alternative, il est acculé à une troisième issue : celle de la psychose[29].

Ce désir d'annexer l'autre par un amour étouffant, voire psychotisant, altère la relation amoureuse. Ibn 'Arabî, dans son *Traité*[30], fait remarquer que le mot *'ishq* qui désigne l'amour éperdu, l'amour extrême, provient de la même racine que *'ashaga,* le liseron qui étouffe. Plus près de nous, le dictionnaire de Barthes mentionne à la rubrique « Aimer l'amour » le danger d'annulation : « bouffée de langage au cours de laquelle le sujet en vient à annuler l'objet aimé sous le volume de l'amour lui-même : par une perversion proprement amoureuse, c'est l'amour que le sujet aime, non l'objet ». Ces observations rendent ambiguë la notion d'enlacement - *l'Umarmung* - de Binswanger. L'enlacement symbolise, certes, la chaleur du monde du Nous. Mais il peut signifier aussi arrêt, stagnation, régression. Roland Barthes s'exclame : « c'est le retour à la mère ! » Il peut être

[29] Cfr Searles H. - *Collected papers on Schizophrenia* - (1965). Trad. franç. : L'effort pour rendre l'autre fou - Gallimard, Paris, 1977.

[30] Ibn'Arabî – *Kitâb al-Futûhât al. Makkiyya.* Trad. franç. M. Glotoni : Traité de l'Amour. Albin Michel. Paris, 1986.

emprise, étouffement, actualisation du rêve totalitaire : celui de réaliser l'union totale, mortifère, avec le sujet aimé. Il peut trahir de façon insidieuse l'aspiration névrotique - ou psychotique - à être comblé.

Le principe qui empêche que l'osmose se transforme en fusion, je l'appelle mystère. Le mystère est le *no man's land* entre les êtres. Tel celui de la relation originaire : en respectant le devenir de son enfant comme distinct de son devenir à elle, en l'aimant au-delà de soi, la mère lui accorde une distance infinie, traduction spatiale du mystère qu'elle lui reconnaît. C'est dans le creux de cette distance que naîtra le langage. En revanche, la mère abusive, le père inquisiteur, l'époux qui jalouse et épie, le pédagogue séducteur ou pédophile privent le sujet de la part du mystère qui fonde sa dignité humaine, en le figeant dans son présent humilié.

L'amour comme durée se réserve une part de secret et préserve celui de l'Aimé(e). Tel le mystère de l'Eternel féminin : il traduit, bien plus qu'un fantasme de l'homme, le fait que l'essence de l'avenir est d'être incertain.

Mais l'amour, l'alliance, l'osmose évoluent, on le sait, sur un sol fragile. Le sujet peut avoir inconsciemment choisi son partenaire en fonction d'un penchant malsain, insuffisamment maîtrisé. J'appelle cette situation : le malentendu originel. Lorsque l'un et l'autre découvrent le malentendu, la désillusion sera vive. La méprise apparaît souvent lors de situations anodines : le choix des vacances, une discussion concernant le budget, un désaccord au sujet de l'éducation des enfants, un problème d'entente sexuelle. Les causes du malentendu sont parfois profondes et peuvent, dans ce cas, avoir de graves conséquences, et à la limite, conduire au divorce voire à une tentative de suicide. Comme thérapeute, j'ai suivi ces personnes ayant attenté à leurs jours. Un deuil ou une vive tension conjugale ont déclenché le passage à l'acte. L'entourage a tendance à considérer le geste suicidaire comme directement lié à la situation conjugale. Or, tant le problème conjugal lui-même, que l'état dépressif, peuvent résulter d'un trouble psychopathologique préexistant. Ce trouble a souvent des racines profondes, liées, par exemple, à la structure de la personnalité. La psychanalyse lacanienne a montré que chaque sujet adopte une stratégie particulière face à son désir, stratégie qui peut être « normalement névrotique » (Jean Oury qualifie malicieusement les sujets normaux de « normopathes »...), mais cette stratégie peut être aussi hystérique, phobique ou perverse. Cette dernière s'est avérée, ces dernières décennies, plus fréquente qu'on ne se l'imaginait. Ces attitudes ne sont pas nécessairement inconciliables. Mais si la stratégie est mal maîtrisée, si elle rebute le partenaire, elle peut ébranler l'harmonie conjugale et même, en cas de passage à l'acte, la faire éclater. L'exposé de ces situations, variées et complexes, déborderait le cadre de cet ouvrage. Je voudrais cependant les illustrer par une condition assez répandue : celle où l'un des partenaires adopte, face au désir, une stratégie de style hystérique.

Cette situation a fait l'objet de nombreuses études. Contrairement aux idées reçues, la structure hystérique affecte dans la même proportion les hommes et les femmes. Lorsqu'au sein du couple, c'est la femme qui adopte cette stratégie, la relation, au début débordante de manifestations d'amour et de tendresse, devient insensiblement conflictuelle en prenant volontiers le style d'une comédie dramatique. L'homme ou la femme hystérique se livre à un jeu cruel. Le sujet s'exhibe, provoque, séduit tout en différant sans cesse le moment d'une réelle rencontre. Il garde, selon le mot de Lacan, « son désir insatisfait ». Il s'agit d'une attitude savamment mise en jeu, mise en acte, mise en corps. Le sujet hystérique va continûment mentir, feindre, manipuler, mettre en scène. Alors qu'il brûle de désir, il ne passe pas à l'acte d'amour ; alors qu'elle éprouve envers lui une attirance sincère, elle le méprise, elle le domine. Alors qu'elle désire ardemment un enfant -

un enfant de lui -, elle a recours à un artifice afin de l'éviter. Alors qu'elle l'aimait passionnément, elle va le haïr. L'hystérie est une épreuve de charme dont le pouvoir est l'enjeu. La psychanalyse a montré que la femme désire, dans un premier temps, séduire son partenaire pour pouvoir, dans un second temps, l'humilier – le « châtrer » – et, dans un troisième, lui prendre le phallus, c'est-à-dire, le pouvoir. Ce processus est complémentaire. Le partenaire est lui-même perturbé, par exemple falot, anxieux ou impuissant : ce n'est pas par hasard si la femme l'a choisi tel quel. Les causes profondes de cet imbroglio ont fait l'objet de nombreuses recherches. En les résumant très brièvement, on pourrait dire que l'hystérie, c'est la réponse, pitoyable et fallacieuse, à la question : comment me poser, en tant qu'homme ou femme, sur l'échiquier du monde ?

Chez le couple dont l'un des partenaires adopte une stratégie hystérique, le malentendu originaire s'énonce ainsi : l'homme – ou la femme – s'est choisi pour une pseudo-union, un pseudo-partenaire. Une thérapie sera utile, mais elle n'est pas toujours nécessaire : un compagnon, un mari sincèrement amoureux, pourvu qu'il soit de plus, persévérant, peut aider sa compagne à prendre conscience de la nature de ses difficultés et à mieux les gérer. Lucien Israël écrit : « Que faut-il pour qu'advienne l'inconscient, que devienne une femme ? Qu'un homme lui donne l'envie de l'être ».[31]

[31] Israël L. – *L'hystérie, le sexe et le médecin*. Masson. Paris, 1976.

6. Une absence en vue du projet de l'Aimé(e)

Les dates les plus importantes de ma vie ?
Celle où je suis née
Et celle où je t'ai rencontré.
Anonyme

La conjugalité se distingue de l'errance amoureuse par son inscription dans la durée : « même la mort ne nous séparera pas ». Mais la temporalité offerte à l'Autre ne se limite pas au temps des amours. Au-delà du souci et de la tendresse, le sujet vise le *laisser-être*, l'épanouissement du sujet aimé. Privé de cette dimension, l'Aimé(e) connaîtrait certes les « joies de l'amour », mais elles ne dépasseraient pas la passion des serments ni l'idylle des chansonnettes. Car l'amour n'est pas assurance mais tension commune : le sujet, en aimant, doit préserver la liberté, l'incertitude, la tension existentielle de l'Aimé(e). Se garder d'un excès de prévenance qui aboutirait à « un amour étouffant ». Aimer au sens d'une conjugalité aimante, ce n'est pas seulement s'aimer et vivre ensemble : c'est exister à deux, pleinement. Ou encore, en paraphrasant Saint-Exupéry : ce n'est pas se regarder l'un l'autre, c'est conjuger ensemble le verbe exister.

Si l'on veut saisir toute la portée de ces phrases, on se réfèrera à l'aphorisme d'un philosophe présocratique, Anaximandre. Le texte original est : *Archê tôn ontôn to apeiron.* On traduit généralement : « Le début et l'origine des étants est Illimité », ou : « l'Illimité est le principe des choses qui sont ». Je propose plutôt : *Origine et injonction donnée aux étants : l'infini.* Pour ceux qui ne connaîtraient pas cet aphorisme, je voudrais expliquer sa portée en recourant à un autre texte, connu sous la dénomination de « Parole d'Anaximandre ». Le philosophe écrit : « Or, d'où les étants s'originent, vers là aussi est prévu leur fin selon la nécessité, car ils se paient les uns aux autres châtiment et expiation pour leur impudence, selon le temps fixé ». L'une des interprétations de cette phrase est que les étants - les êtres vivants -, issus de l'infini, retournent à l'infini au moment fixé par le destin. A ce moment, ils laissent la place à ceux qu'ils ont eu l'impudence de les faire attendre. Car la mort est inhérente à la vie, elle est le prix que l'on paie pour avoir vécu... Interprété dans une perspective anthropologique, l'aphorisme comporte l'idée d'une injonction, d'un devoir, d'une dette existentielle. L'Archê, c'est-à-dire le principe des étants, le principe des « choses qui sont », est non seulement ce dont une chose est née et qui fraye la voie au surgissement. L'Archê comporte aussi une injonction : il maintient l'ouverture, il impose l'élan. Tout étant, tout sujet vivant est élan obligé, il ne peut se limiter au présent. Dans ses commentaires d'Anaximandre, Heidegger écrit : il doit dépasser la « présenteté » *(Anwesenheit)*, il est appelé à un déploiement d'essence. Car le temps est le temps propice, le sujet est invité à ne pas subir, mais à *faire* son existence, à entrer dans sa propre histoire. A Bruges, une demeure patricienne arbore fièrement la devise des seigneurs de Gruuthuse : « Plus est en vous ».

La phrase d'Anaximandre anticipe - de façon saisissante - le concept du *Dasein* que nous avons évoqué dans l'Introduction sous l'appellation d'*être-ouvert*. Là où il faut un long développement à Heidegger pour montrer dans « Etre et Temps » que l'homme ne réalise, dans son existence concrète, qu'une partie infime des potentialités de l'être-ouvert, Anaximandre parvient à condenser l'idée en quelques mots. Le principe de l'étant que nous sommes est de s'ouvrir ; il est, de par sa nature, ouvert, tendu, exacerbé. L'homme est le voyageur de l'impossible. Alourdi par le corps et jalousé par les dieux, il est cependant, par essence, ouverture et projet, audace, élan. L'existence n'est existence que dans la mesure où elle est dépassement, démenti : destinée. Ne parle-t-on pas d'éducation, du latin *e-ducere :* conduire en-dehors, au-delà de soi ?

Si l'on revient au concept de conjugalité, on voit que la temporalité offerte à l'Aimé(e) vise, au-delà d'une présence aimante, le laisser-être, le déploiement du sujet aimé. Au prix de l'effacement : au prix de l'absence. Non pas au sens de l'affaiblissement des deux partenaires ni de leur dépersonnalisation : elle vise tout au contraire, selon l'expression de Teilhard de Chardin, à « ultra-personnaliser en unissant ». Ceci confirme notre hésitation devant la métaphore binswangérienne de l'enlacement : l'étreinte pourrait signifier l'appauvrissement du sujet aimé, comme un membre qui, d'avoir été trop longtemps maintenu dans une attelle, risque l'atrophie. Bien avant « Etre et Temps », Anaximandre affirme que l'existence est ouverture à ce qui n'est pas encore : elle est mouvement, saut, pro-jet. Le sujet amoureux ne peut, en aimant, affaiblir cet élan. Levinas insiste : « La relation avec autrui, c'est l'absence pure et simple, non pas absence de pur néant, mais absence dans un horizon d'avenir, une absence qui est le temps. Horizon où pourra se constituer une vie personnelle »[32].

L'amour, dans ses gestes quotidiens, ménage des temps d'arrêt : duplicité, éveil du désir de l'Autre, volupté des caresses, prise de l'objet pour moi, tension commune, extase. S'éclairent ainsi le plaisir des sens mais aussi, en contrepoint, les formes perverses de la sexualité qui renferment la boucle de la sensualité sur soi. Tout autre est le sens de la sexualité aimante : l'amour vise, chez l'Autre, l'ivresse de ce qui n'est pas encore advenu. Ceci nous amène à reformuler, au niveau phénoménologique, le concept lacanien de castration symbolique. Assumer la castration, se reconnaître incomplet, renoncer à la toute-puissance, est l'étape qui permet au sujet de se constituer comme sujet, et c'est en ces termes que d'aucuns définissent la visée du traitement analytique. Mais la réflexion phénoménologique excède l'horizon de l'analyse. L'assomption de la castration n'est pas la ligne d'arrivée : elle est le point d'ancrage à partir duquel le sujet pourra rencontrer l'Autre comme un Autre que soi. Elle est le passage obligé qui permet au sujet, se reconnaissant imparfait et incomplet, de prendre le risque de la différence tout en assumant que l'Aimé(e) est, comme lui, marqué du manque. Elle est la condition pour que le partenaire puisse être

---

[32] Levinas E. - *Totalité et infini* - *op cit* - p 82-84.

reconnu, au-delà de son incomplétude, dans sa dignité de sujet. Dans son droit à son propre épanouissement, son droit à sa liberté extatique.

Viser la temporalité de l'Aimé(e) implique le respect d'un *no man's land,* d'un mystère, d'une faille commune. L'amour ne peut combler ni l'Autre ni le moi. L'amour, comme le désir, et comme l'existence, n'a d'avenir que par la faille qu'il se reconnaît. C'est dans la béance de cette faille que pourra se projeter, au-delà de la proximité aimante, le temps de l'Aimé(e).

7. L'être-vers-l'au-delà du nous

La temporalité de l'amour excède le temps offert à l'Aimé(e), elle se prolonge au-delà du Nous-deux. La fécondité en est le signifiant privilégié dans les deux acceptions du terme : l'une, au sens propre, qui annonce l'Enfant, l'autre, qui inscrit l'excédence du geste amoureux dans l'espace de la Cité. Nous touchons ainsi la dimension spécifique du projet conjugal. Le geste amoureux évoque la promesse de fécondité; l'étreinte annonce l'éclosion d'un tiers. Paradoxe des gestes de l'amour : bien que les caresses soient devenues appropriation, et la proximité, intrusion, ce sont elles qui délimitent, comme dans un écrin, l'espace où l'Enfant peut advenir. De plus, l'Enfant confirme l'entre-deux où peuvent s'exprimer la différence et les conflits; il s'oppose à la fusion et diminue le risque d'un égoïsme à deux.

Désir d'enfant et co-responsabilité dans le monde.

La motivation de l'acte procréateur est complexe. Il n'est pas douteux qu'en amont, son fondement soit biologique : génétique, hormonal. Ce souhait est cependant surdéterminé. Chez la femme, il est lié au fait que, fillette, elle désirait secrètement le phallus du père. Plus tard, l'enfant vient flatter les désirs narcissiques des parents, voire apaiser leur angoisse de mort. L'analogie avec le poète est saisissante. Faisant allusion à son œuvre, Horace clamait son auto-satisfaction : *« J'ai érigé un monument plus durable que l'airain : Je ne mourrai pas tout à fait » !* C'était déjà le sentiment de Diotime, exprimé au *Banquet.* Socrate lui demande de s'expliquer ; il n'a pas compris son propos et il lui dit, sur un ton familier : « il faut être un dieu pour comprendre ce que tu dis là, mais je n'y arrive pas ». Diotime lui répond : « L'enfantement et la génération sont la part d'immortalité présente au sein d'une vie mortelle ».

En aval, la décision de concevoir ou de ne pas concevoir un enfant est souvent l'aboutissement d'une longue délibération, surtout depuis l'introduction des méthodes anti-conceptionnelles et des diverses techniques de procréation assistée. L'enquête réalisée par Rezsohazy, auprès de 209 couples mariés, révèle qu'au niveau conscient, le premier motif pour préférer le mariage à une autre situation de vie fut « la volonté d'accueillir l'enfant dans ce cadre reconnu par la société que constitue le mariage ». L'espoir de fécondité se nourrit, de plus, d'une dimension transcendantale. Si « faire l'amour » est parfois un acte manqué, une compensation ou un piège, il peut aussi être l'offrande, au Sujet aimé(e), d'une confiance inouïe : « Je voudrais un enfant qui te ressemble ».

Confiance en l'Enfant : anticipation des joies et des peines, inquiétude partagée, espoir, fierté. Et, plus tard, lorsque l'Enfant paraît, sollicitude, effacement de soi, prise en charge de son destin.

Confiance en l'humanité. Tout en trahissant parfois un relent nationaliste, les discours en faveur de la natalité expriment la fierté d'un peuple, l'affirmation d'une culture, la confiance en l'humain. Je songe, par exemple, à l'oeuvre de Soyinka. En Afrique noire, avant l'arrivée des Blancs, l'Enfant était roi. Tel est le sens du *Lion et la perle :* alors qu'aux yeux du lecteur européen la belle Sidi apparaît comme une flambeuse versatile et fantasque, Sidi espère par son mariage les enfants vigoureux que le roi lui donnera. Commentaire de Laburthe Tolra : le *Lion et la perle* évoque, au-delà du folklore africain, la fierté de l'Afrique profonde « face aux effets pervers d'une occidentalisation stérilisante »[33].

Confiance, du croyant, en Dieu : « Chaque enfant, écrit Rabindranath Tagore, vient sur terre avec la nouvelle que Dieu n'est pas encore las des hommes ». Joie et confiance se doublant de la conviction intime d'être investi d'une co-responsabilité dans le plan créateur.

De nos jours, beaucoup sont réticents envers les discours natalistes. Pourquoi magnifier la procréation lorsque la télévision nous confronte chaque soir à tant d'ignominies et de drames ? Mais le versant tragique de l'existence ne peut occulter une donnée anthropologique fondamentale. Une multitude d'observations nous amènent à considérer que le désir d'enfant est, au sens des philosophies de l'existence, un *existential*, un caractère essentiel de l'humain. Appelons cet existential : *l'être-vers-l'au-delà du nous*. Paradigme de l'oeuvre, la venue de l'Enfant témoigne en effet, plus que tout autre fait, que l'homme est, essentiellement, ouverture, mouvement, élan. L'enfant actualise l'*Entwurf*, l'élan, de l'être-en-projet. On peut regretter, en contrepoint, une étonnante lacune dans « Etre et Temps ». En confinant le *Dasein* dans les limites

[33] Laburthe-Tolra Ph. - *Soyinka ou la tigritude* - in: Soyinka W. - *Le lion et la perle* Ed. Clé, p.85, Yaoundé, 1989.

de la déréliction et de l'être-vers-la-mort, en exaltant la notion du souci au détriment de l'engagement, Heidegger ignore la dimension la plus fondamentale de l'amour. Car l'Enfant, plus encore que l'Aimé(e), est l'absolument Autre, celui qui sous-tend le *sens* d'une existence humaine : mouvement, partage, passage du sujet à l'Autre. Mouvement qui fonde l'essence des « joies de la maternité », la femme actualisant dans sa chair ce qu'aucun autre geste au monde ne permet d'éprouver : l'avènement de l'Autre dans la déchirure de soi.

Le temps nous est fixé. A l'Enfant de prendre la relève. Il sera, après nous, le nouveau prophète de l'Etre. Il n'y a d'excédence - et il n'y a d'avenir - que dans la mesure où du murmure du monde surgit un discours humain.

Certes, ce propos doit être nuancé à l'aune des difficultés de l'existence quotidienne. Concevoir un enfant suppose que les parents jouissent d'un minimum de confort, de conditions matérielles décentes, d'aptitudes adéquates pour rencontrer ses besoins et pour assurer son épanouissement. Beaucoup de couples, marqués par la misère, l'injustice ou la guerre ne peuvent concevoir un nouvel enfant. Mais ces drames n'occultent guère le fait que le désir de procréer constitue une donnée anthropologique fondamentale. Et l'on sait combien la sauvegarde de ce droit nécessite, à beaucoup d'endroits du globe, un immense travail d'assistance juridique, sociale et éducative. Ceci nous amène, face au discours ambiant actuel, souvent désabusé, à reformuler le rôle de la mère et du père.

La jouissance de la mère

Je brise le songe
Et découvre que,
Peut-être, je n'existe pas.
Le sourire
Est la seule présence.

François Muir
L'hypothèse du miroir.

Le concept de jouissance de la mère révèle l'essence de l'amour maternel. Sa jouissance a principalement trois effets : elle apaise l'angoisse de l'enfant, elle soutient son désir, elle l'introduit à l'altérité.

L'observation du couple mère-enfant révèle l'impact de la présence maternelle sur l'angoisse. Son apparition, son toucher, sa façon de tenir l'enfant et de le caresser, son odeur et sa voix apaisent le choc de la naissance, atténuent les affres de la séparation, tempèrent son angoisse devant le monde dont il perçoit la précarité, le bruit, et, surtout, la discontinuité : car déjà se profile, quand elle le remet au berceau et que s'éloignent les murmures du monde, l'énigme de l'au-delà de l'horizon. Et l'on sait avec quelle richesse inventive elle lui répond, bien avant le stade du langage : partage des rires et des pleurs, plaisir du bercement, corps à corps amoureux dans l'ivresse d'une existence qui éclôt. Euphorie partagée, sentiment d'être aimé et d'être porté par le désir d'une personne encore imperceptible et pourtant infiniment proche.

L'existence est, originairement, désir et volupté d'être. Mais elle est souvent vécue plus tard, en témoignent les concepts de *l'être-jeté* chez Heidegger et de *l'il-y-a* chez Levinas, comme un fardeau ou un drame dont le sens nous échappe. Quelle que soit la force biologique qui le sous-tend, le désir nécessite, chez la plupart des humains, d'être protégé et d'être soutenu : il faut que le sujet non seulement soit soigné, protégé, mais de plus, qu'il se sente stimulé par le regard, par l'attente et par le désir de l'Autre, et en premier lieu, par celui de la mère. Lou Andreas-Salomé a décrit, dans son étude consacrée à « l'humanité de la Femme »[34], la signification de cet accueil de l'Enfant « dans la

[34] Andreas-Salomé L. – *L'humanité de la Femme*. Ebauche d'un problème (1899) in : Eros, pp.13 e.s. Ed. de Minuit. Paris, 1984.

demeure que lui a assignée la Nature ». Contrairement à l'homme, avide de mouvement et de conquête, « riche d'avenir et sûr de le dominer », la Femme, plus réservée, se concentre sur sa nouvelle tâche : préserver l'être qu'elle porte en elle : « Il y a là deux styles de vie, deux manières d'amener la vie à son épanouissement suprême ». On cite parfois les inquiétantes expériences réalisées sur plusieurs enfants à l'instigation du roi Frédéric II de Prusse. Ceux-ci moururent, faute d'avoir reçu, suite à d'étranges consignes, un quelconque contact humain, geste, regard, sourire ou parole. Les cliniciens connaissent des situations analogues : si le temps de la vie n'est que la répétition de la solitude entrevue dans la béance du miroir, le sujet manquera un repère, un stimulus essentiel. Hormis les êtres d'exception, le *projet*, l'élan vital ne se confirme que dans la mesure où il est jalonné par la reconnaissance, par l'approbation ou, à tout le moins, par une parole ou un regard.

Enfin, la jouissance de la mère introduit l'enfant à l'altérité. La première rencontre préfigure celles du futur. Elle comporte un processus à haut risque mis en lumière par les thérapies d'enfant qui révèlent la part d'amour et de haine, les fantasmes de plénitude, d'abandon, de dévoration. Analyses qui confirment le sens commun selon lequel les vicissitudes de cette première relation, ses sentiments de félicité ou d'échec, vont influencer toute relation affective jusques et y compris la relation conjugale.

Si telle est la fonction de la jouissance de la mère : apaiser l'angoisse originaire, soutenir chez l'enfant sa propre jouissance et l'introduire dans la communauté, il nous faut examiner par quels messages, verbaux ou infraverbaux, elle lui communique le désir de son désir.

Le stade du sourire

L'idée de ce stade s'inscrit dans une recherche déjà longue sur la phénoménologie du sourire. Le rire est le propre de l'homme, a dit Bergson dans une formule devenue célèbre. Certes, le rire, comme le sourire, peut être conventionnel ou ironique, voire destructeur. Mais le rire - et principalement le sourire, qui est plus discret, plus réservé - traduit, dans mainte circonstance, une profonde humanité. Examinons-en quelques-unes.

Quand la mère sourit à son enfant, elle induit, en écho, sa propre joie de vivre. Le sourire est l'expression, au niveau du corps, du phénomène de l'osmose décrit plus haut : participation immédiate, sans intermédiaire, de la joie d'être ensemble. Dans les circonstances difficiles de la vie, le sourire est une invitation discrète à surmonter ensemble une peine, un revers, une détresse. Le lecteur familier des mythes grecs se souvient d'un passage célèbre de l'Iliade : lorsque Hector part pour la guerre, il embrasse Andromaque, son épouse, en présence de leur petit garçon, Astyanax. L'enfant, effrayé par le casque d'Hector, recule épouvanté et se blottit contre sa nourrice. Hector ôte son casque et le dépose, resplendissant, sur le sol. Il prend son fils dans ses bras et prie les dieux de le protéger. Puis, lorsqu'il remet Astyanax dans les bras d'Andromaque, celle-ci « le reçoit sur son sein parfumé, en souriant à travers ses larmes » : *dakruoên gélasasa...*

Corroborant l'expérience quotidienne et les exemples littéraires, c'est l'observation du sourire des handicapés mentaux profonds, dits « végétatifs », qui m'a amené à développer ce concept. Il s'agit d'enfants ou d'adultes profondément handicapés, qui, suite à une hémorragie cérébrale à la naissance par exemple, gisent toute leur vie immobiles, le corps tendu, la tête en hyperextension, les membres spastiques. Incapables de s'asseoir, de se nourrir, de parler ou de jouer, leur dénuement est tel qu'on les nomme végétatifs. Mais un sujet végétatif reconnaît sa puéricultrice. Lorsqu'elle s'approche de lui et qu'elle lui caresse le visage, l'enfant la cherche des yeux, son corps se raidit, sa tête oscille jusqu'à ce qu'il l'ait reconnue et alors, lentement, un sourire éclaire le visage et le submerge tout entier. Ce sourire exprime une joie profonde : malgré le handicap s'affirment la joie paisible de l'existence, le plaisir de sentir son corps, l'ivresse de se sentir appelé et aimé : jouissance d'être là, avec l'Autre, dans la clairière du monde.

Peu d'auteurs, lorsqu'ils décrivent le stade du miroir, font allusion au sourire de la mère. Or, par son sourire, la mère manifeste à l'enfant l'attente et la joie qui ont soutenu son désir pour lui; son sourire vient confirmer son propre plaisir de vivre, sa propre jouissance de l'être. Par le sourire, la mère signifie que, malgré les angoisses et les échecs, la vie vaut la peine d'être vécue - et d'être transmise. La vie de l'enfant ne sera porteuse d'amour et ne pourra s'ouvrir à l'altérité que dans la mesure où elle aura été éclairée par le sourire de l'Autre. Le sourire véhicule, sur le plan affectif, sur le plan ontologique, la certitude d'être aimé et d'être désiré, et donc le droit au désir. Le sourire n'est pas une mimique pour soi : il est invitation, connivence, volupté de l'être-ensemble, il signifie qu'il fait bon *vivre avec*.

Le sourire est discret et réservé, à l'opposé du rire qui est impulsif, incontrôlé et parfois trivial. Le sourire suppose discernement et distance. Face à l'agitation du monde et face à l'orgueil - à l'hybris -

des hommes, le sourire de la mère – et plus tard, celui de la Femme - tempère l'ardeur, freine la jactance, retient de la démesure. Le sourire de la mère, le sourire de la Femme est signe de jouissance de l'existence, mais d'une existence qui ne soit pas effrénée ni violente. Il invite, non à avaler ou à détruire l'objet, mais à le savourer, le temps d'une vie.

Plus que le toucher et plus que les mots, souvent fallacieux, le sourire est le premier message confirmant à l'enfant qu'il a droit au plaisir et qu'il pourra un jour quitter sa mère pour se projeter, au-delà du présent, dans l'espace du monde. Le sourire est la première lueur de la transcendance. Si le sourire de la mère é-meut, au sens étymologique de ce mot, c'est parce que rien ne préfigure avec une telle luminosité l'ex-tase de l'existence.

Le stade du langage

Au stade du sourire succède celui du langage. Celui-ci confirme la portée de celui-là : message de plaisir, invitation au partage. De surcroît, le langage inaugure la médiation et l'autonomie.

Le sens commun, l'observation quotidienne d'une mère parlant à son enfant, l'intuition poétique donnent à penser que le discours amoureux adressé à l'enfant relève d'une motivation profonde. Si ce discours lui permet de renoncer à la symbiose, c'est qu'il était porteur de désir. L'agent du renoncement n'est pas le discours en soi, mais l'amour de la mère qui sous-tend sa parole. C'est en aimant l'enfant pour lui-même, c'est en désirant, pour son plaisir à lui, l'émergence de son désir que la mère lui apporte l'appui nécessaire afin qu'il puisse renoncer aux ambitions fusionnelles, afin qu'il puisse pleinement être. La mère, en l'incitant à parler, est révélatrice de l'être de l'enfant. Sa voix anticipe sa voix à lui ; toute mère est prophète de l'Enfant. Certes cet amour est ambivalent : il peut être écrasant, à la limite psychotisant ou même mortifère, il n'en reste pas moins qu'il est, en puissance, constitutif. En apprenant à son enfant à parler, la mère lui donne l'aide, le support, l'impulsion décisive qui lui permettront de repérer, en dehors du champ duel originaire, de nouveaux objets pour son désir.

A celui qu'il aime, le sujet ne peut donner d'offrande plus sûre que de lui permettre de le quitter.

Ces notions, capitales sur le plan clinique, évoquent également l'importance de la relation précoce mère-enfant pour le futur lien conjugal. Il ne serait pas souhaitable, par exemple, que ce lien soit dominé par l'espoir de restaurer une relation fusionnelle avec tout ce que cela comporterait d'ambivalence, d'amour-haine ou de régression. Il ressort surtout de cette analyse que l'une des conditions essentielles pour que le Nous puisse advenir est que l'enfant ait perçu chez sa mère sa propre jouissance d'être ; plus : sa jouissance à elle d'être dans l'existence sur le mode de l'altérité.

S'éclaire ainsi sous un jour nouveau l'un des traits spécifiques de l'être-femme-au-monde : l'essence de la Femme est de soutenir la jouissance de l'être. Elle le fait, de façon paradigmatique, dans la maternité, mais aussi dans d'autres situations : affectives, artistiques ou professionnelles, dont l'analyse déborderait notre propos.

La phénoménologie du sourire me permet d'évoquer, pour conclure, la complémentarité du rôle maternel et du rôle paternel. C'est la mère qui, la première, assure au-delà du corps l'ancrage du désir. Elle le fait, avec un art subtil, par le toucher et par le bercement de *l'infans,* par la médiation du langage, et surtout par son sourire, témoin de la jouissance d'une existence partagée. Mais cette intervention, si attentive soit-elle, pourrait n'avoir qu'un rôle inducteur. C'est au père qu'il appartient de renforcer son action en lui donnant un prolongement capital.

L'injonction du père

Le rôle du père dans la constitution du sujet a reçu, on le sait, au cours du siècle dernier, un éclairage décisif. Rappelons l'importance du père comme modèle d'identification pour son fils : premier choix objectal pour sa fille, après la mère, et, pour tout enfant, inducteur de la conscience morale. De plus, on insiste, depuis Jacques Lacan, sur son intervention dans la constitution du sujet en tant que sujet désirant, processus articulé autour des concepts de *stade du miroir,* de *castration symbolique,* de *Nom du Père,* de *sujet barré :* processus amenant l'enfant à renoncer à la prétention quasi délirante d'être celui qui comble le manque de la mère ; processus dont la réussite le fait accéder à l'ordre du langage, des symboles et des lois. On souligne enfin l'intervention du père dans l'assomption de *l'incomplétude,* selon l'expression de Lucien Israël, le sujet étant appelé à assumer le manque comme une condition, non pas simplement psychologique, mais essentielle et constitutive, de la nature humaine.

Il faut dénoncer avec vigueur, comme l'écrit Philippe van Meerbeeck dans l'*Infamille*[35], les dérives de certains écrivains, essayistes, artistes et autres producteurs de cinéma qui tendent à saper systématiquement l'autorité paternelle. De plus, en banalisant la violence, voire la perversion, et pire, en les érotisant (par exemple, les scènes sadomasochistes particulièrement perverses avec accompagnement musical esthétisant), on sape les interdits constitutifs de l'humanité de l'homme : l'interdiction du meurtre, l'interdiction de l'inceste et de la violence sexuelle, l'interdiction de toute forme de racisme envers une personne de l'autre sexe ou d'une autre culture.

Les étapes précitées, capitales pour la constitution du sujet, le sont tout autant pour la formation du lien conjugal. N'y voit-on pas en effet, en filigrane, plusieurs conditions de base : la médiation du désir par l'attente et par la parole, le respect de la liberté de l'autre, l'acceptation des défauts de l'Aimé(e), de ses manquements, de sa foncière incomplétude, la capacité enfin, de renoncer aux mirages de l'amour absolu.

Au début était la division : « L'homme a reçu la division en même temps que la

---

[35] van Meerbeeck Ph. – *L'infamille ou la perversion du lien*. De Boeck et Larcier. Bruxelles, 2003.

naissance »[36]. Encore faut-il reconnaître, assumer, intégrer la différence.

On connaît les difficultés, les échecs et les drames qui guettent l'amour possessif. Ces échecs sont souvent liés au manque de poids de la parole du père ou, selon Jacques Lacan, à la *forclusion du Nom du Père,* surtout si cette lacune s'est fait sentir dans les premières années de la vie. Or, cette parole est capitale pour la constitution du Nous. Denis Vasse l'exprime en ces termes :

> « Si l'enfant ne se détache pas de la mère, il ne deviendra pas un homme : il imaginera qu'il en est un. Cette rupture par laquelle l'enfant renaît à lui-même, dans le fils, ne s'accomplit que si, dans la mère, la femme lui est interdite non pas simplement physiquement, mais aussi et surtout symboliquement. Si cette loi, qui marque la mère d'une altérité qu'il ne connaîtra jamais, n'est pas constamment promulguée par un père digne de ce nom, le produit-enfant n'éclora jamais en œuvre-fils (...).Sous une forme ou sous une autre, dans le mariage, la vie religieuse ou la profession, le monde ne pourra être vécu que comme le substitut adoré ou abhorré du giron maternel »[37].

---

[36] Novarina V. - *Lettre aux acteurs* - Actes Sud, p.53. Arles, 1986.
[37] Vasse D. - *Le temps du désir* - Le Seuil, p 55. Paris, 1969.

Il ne suffit pas que le sujet soit pourvu de l'équipement biologique adéquat... C'est principalement au stade du miroir que se nouent ou se dénouent les conditions d'une relation interdépendante. C'est le stade de maint danger. Danger de voir se développer, dans le domaine qui nous occupe, une relation possessive, paranoïde ou paranoïaque. Danger du mirage de l'amour absolu : la volonté exacerbée d'un amour parfait est animée par le refus de reconnaître ses limites ou par des sentiments de culpabilité. Danger de l'obsession éthique. L'obsédé, écrit Sibony, « assiège chez l'Autre le manque dont il n'a perçu aucune trace. Chez lui la haine est entièrement refoulée, donc intacte »[38].

La « Parole » d'Anaximandre prend dans ce contexte un relief particulier. Au lecteur moderne elle évoque, on s'en souvient, la brièveté de la vie, la nécessité du partage, le caractère inéluctable de la mort. Au niveau existentiel, l'aphorisme suggère que *l'Archê*, le principe, l'injonction donnée aux étants (aux êtres vivants) est de rester tendu, a-vide sur l'espace infini du monde. Or, c'est au père qu'il revient de rendre l'injonction audible, crédible, et donc constitutive. La tâche éducative prolonge l'acte procréateur. En incitant l'enfant à renoncer à la mère, le père l'invite au pro-jet, à l'élan sur la

---

[38] Sibony D. - *La haine du désir* - Bourgeois, p 102. Paris, 1984 153.

trajectoire, tantôt angoissante, tantôt enivrante, de l'existence.

Mais l'injonction se double d'un avertissement : là où il y a génération et élan, il y a aussi destruction, c'est-à-dire la mort. Pour Lacan le sujet est « barré » au niveau du désir ; pour Anaximandre, il l'est au niveau de son essence. Etre pleinement homme, c'est assumer l'être-vers-la-mort ; il s'agit, au-delà de la castration symbolique, d'accepter l'ultime instant. La castration est la métaphore de la finitude. La mort en est, dans le réel, l'expression ultime. Toutes deux sont nécessaires pour vivre. Et pour aimer.

Si j'ai évoqué l'idée de fécondité, au début de ce chapitre, c'est parce que le double sens du mot me permet d'associer à cette réflexion non seulement les couples dont les espoirs ont été endeuillés ou déçus mais aussi celles et ceux qui choisissent le célibat. Or, beaucoup de personnes seules connaissent une vie riche de rencontres, d'entraide, de découvertes et d'activités créatrices. La solitude laisse intacte - et souvent exacerbe - la fécondité de l'amour dans de nombreux champs de la communauté humaine.

Le propre de l'humain est l'être-vers-l'au-delà du nous, c'est-à-dire son ouverture radicale, dans l'espace de la Cité, à la temporalité de l'Autre.

8. Une dimension sacrée

Nous avons étudié jusqu'à présent une série de caractères que l'on peut considérer, dans une large mesure, comme spécifiques du projet conjugal. Convient-il d'y ajouter une dimension sacrée ? Plusieurs l'écartent : « Dieu est mort » et, face au silence de Dieu, les sentiments religieux ne se sont-ils pas singulièrement affadis ? L'objection est fondée. Néanmoins, la conjugalité reste chargée, dans la plupart des religions, d'une signification très dense; même chez les non-croyants, la décision de fonder un couple comporte souvent une dimension spirituelle.

Ce sentiment est profondément enraciné, on le sait, bien avant notre ère, dans la mythologie des civilisations antiques, notamment grecques et égyptiennes. Constantin Gemenetzis fait observer que dans la mythologie grecque, l'amour n'a ni son début ni sa fin en l'homme. L'amour provient d'un

Autre, et cet Autre était un dieu : Eros, le premier parmi les dieux.[39] Dans la tradition judéo-chrétienne, le caractère sacré du mariage est affirmé dès les premières pages de *l'Ancien Testament :* « L'homme quittera son père et sa mère et s'attachera à sa femme ; ils sont deux en une seule chair ». Le message sera repris tout au cours de deux mille ans d'enseignement et d'exégèse, depuis saint Paul jusqu'à Vatican II. Il ne s'agit pas seulement d'exhortation, mais d'institutionnalisation. La plupart des religions considèrent le mariage comme une source de perfection morale, voire comme une étape essentielle de la vie spirituelle. De même, lorsque le Bouddha Sâkyamuni enseigne, six siècles avant J.C., la doctrine des « six quartiers », il cite la fidélité conjugale parmi les vertus cardinales, en précisant qu'elle est l'une des vertus qui donnera accès au *Nirvâna.* Ce caractère est réaffirmé par les Chrétiens et les Juifs, et plus particulièrement par l'Eglise romaine qui élève le mariage au rang d'un *sacrement.* Dignité qui se voit confirmée par un ensemble de rites accomplis en présence du prêtre, du moine, du pasteur ou du rabbin.

Il est à remarquer que des enquêtes effectuées ces dernières années révèlent que l'option de confirmer l'engagement légal par une

---

[39] Gemenetzis K. - O *Dromos tou Eröta* (Le chemin de l'amour). Klin. Spinari ed. Kozani (Thessaloniki), 2000.

cérémonie religieuse, n'est pas uniquement le fait des croyants pratiquants car on l'observe aussi chez ceux qui se déclarent non pratiquants et même, auprès d'une frange importante de non-croyants. En Belgique, la recherche réalisée dans les années 90 par Rudolf Rezsohazy, confirme ce fait. L'auteur montre que « le mariage religieux manifeste aux yeux du non-pratiquant et même du non-croyant, l'importance de l'acte d'engagement, lui confère le décor, la solennité et l'aspect festif qui conviennent à une étape aussi décisive de l'existence »[40].

Ces constatations nous amènent à formuler la question autrement. Il ne s'agit pas de décider si le projet conjugal possède une dimension sacrée : cette dimension existe, de toute évidence, mais il faudrait préciser *comment* elle apparaît, dans quel sens et avec quelle intensité. Nous pouvons distinguer ainsi plusieurs modalités de l'émergence du sacré.

On constate d'abord, au niveau de l'inconscient biologique, que l'humanité a toujours eu le sentiment d'être co-responsable de sa survie. Le fait est formulé à l'aube de la pensée par Aristote, dans le « Traité de l'âme » : « La plus naturelle des fonctions pour tout être vivant qui est

---

[40] Rezsohazy R. - *Les nouveaux enfants d'Adam et Eve*, op. cit. (1991).

achevé et qui n'est pas incomplet, ou dont la génération n'est pas spontanée, c'est de créer un autre être semblable à lui, l'animal un animal, et la plante une plante, de façon à participer à l'éternel et au divin, dans la mesure du possible. Car tel est l'objet du désir de tous les êtres, la fin de leur naturelle activité »[41]. Ce désir se double, dans plusieurs religions, d'un sentiment de co-responsabilité dans l'oeuvre du Créateur. Le mariage est perçu, depuis la *Genèse*, comme une tâche, l'acte procréateur, comme l'expression d'une confiance de base dans l'humanité de l'homme. Cette conviction est confirmée par l'Eglise romaine. Ainsi, le code du droit canonique définit le mariage comme un contrat au sens *juridique*, dont la fin première est la procréation et l'éducation des enfants, et comme une *alliance* au sens biblique, par laquelle l'homme et la femme constituent une communauté de toute une vie.

Une deuxième dimension se réfère à l'altérité. Le souci de l'Aimé(e), la sollicitude pour l'Enfant, le respect envers le différent, sont perçus comme autant de manifestations d'une dimension sacrée au sens large du mot. C'est dans ce sens que s'inscrit le livre de Catherine Clément et Julia Kristeva, *Le féminin et le sacré*. Les auteurs nous avertissent qu'elles sont toutes deux athées; elles

---

[41] Aristote - *Peri psuchês* (De l'âme). Trad.fr. J.Tricot. Vrin, p. 86. Paris, 1992.

n'en poursuivent pas moins un dialogue passionnant sur la dimension sacrée de l'amour, et tout particulièrement sur l'amour maternel. Ainsi, Julia Kristeva écrit : « Est sacré ce qui, depuis l'expérience de l'incompatible, fait lien. (...) Une violente poussée, biologique peut-être, narcissique sûrement, nous porte vers nos enfants, elle balaie tout sur son chemin, je dis bien tout, et peut abolir l'autre comme nous-mêmes, nous rendre folles et fous, possédés; mais curieusement, le lien triomphe, un apaisement vient différer la violence, Eros et Thanatos se transmuent en tendresse »[42].

Les écrits de Lou Andreas-Salomé, consacrés à la féminité, la maternité et l'érotisme sont très éclairants. La conjugalité vécue comme durée n'est pas une tâche facile. Elle requiert un travail sur soi jalonné, durant la vie, de multiples concessions. C'est à ce niveau que l'auteur y voit l'analogie avec le sacré : « Si le travail pour soi-même, le plus secret et le plus exigeant qui soit, est également devenu en réalité une expérience partagée entre deux êtres, le voici déjà semblable à une religion à deux (...) Or, par cet effort même, l'expérience est devenue acte créateur ».[43]

---

[42] Clement C., Kristeva J. - *Le féminin et le sacré*. Stock, p. 220. Paris, 1998.
[43] Andreas-Salomé L. – *L'érotisme* (1910), in : *Eros*, op. cit., p.128.

Une troisième dimension se situe au niveau esthétique-éthique. Pour beaucoup, l'amour est considéré comme un don s'inscrivant, depuis le *Banquet* de Platon jusqu'au *Prophète* de Kahlil Gibran, dans un idéal de beauté et de bonté. L'idée *d'aimer amoureusement*, selon le mot de Chouraqui, exprime le sentiment qu' « il est bon et beau d'aimer », sentiment qu'exprimait déjà saint Paul dans l'éloge de l'amour de *l'Epître aux Corinthiens*. Et pourtant, cette dimension esthétique-éthique fut longtemps sous-estimée par les Pères de l'Eglise. Il a fallu attendre Hugues de Saint-Victor au XIIème siècle pour voir affirmer la place centrale de l'amour. Hugues de Saint-Victor souligne la notion du libre choix : « C'est pourquoi tout homme aime son père et sa mère et d'eux il a reçu une fois pour toutes la vie, mais il aime davantage son épouse parce qu'il a *choisi* de vivre toujours avec elle (...) Voilà quelle fut la cause principale du mariage, ce pour quoi Dieu l'a institué : pour qu'ayant quitté son père et sa mère l'homme choisisse d'être associé à son épouse pour un unique amour réciproque dans sa singularité et pour toujours »[44]. Ce ne sera que huit siècles plus tard, au Concile de Vatican II, que cette opinion, audacieuse à son époque, sera pleinement intégrée dans l'enseignement officiel de l'Eglise. Le mariage y est érigé au rang du « sacrement de l'amour », le

[44] Hugues de Saint-Victor - *De Sacramentis*, cité par Mathon G. - *Le mariage des chrétiens*. Desclée. Tournai, Paris, 1993.

couple étant désigné comme « une communauté profonde de vie et d'amour ».

Deux autres dimensions, datant des premiers siècles de notre ère, tendent à consacrer le mariage au niveau eschatologique, c'est-à-dire, en l'inscrivant dans la perspective de l'au-delà. Ces dimensions débordent le champ strictement phénoménologique. Rappelons cependant que, chez les chrétiens, le mariage est présenté comme un exercice de perfectionnement, de purification et de sanctification assurant aux adeptes - à l'instar du précepte bouddhique précité -, l'entrée progressive dans *l'ordo caritatis* (l'ordre de la charité), menant à la vie éternelle. L'idée de perfection est également présente dans la tradition juive. Fonder un foyer est une étape essentielle dans l'existence car « c'est dans l'existence quotidienne, dans les obligations de la vie familiale, que la sainteté doit se manifester ». La cérémonie du mariage comporte deux parties distinctes. Lors des *Eroussine* ou *Qiddouchine*, ce dernier mot signifiant consécration, le fiancé offre l'anneau nuptial à sa fiancée en lui déclarant : « Voici, tu m'es consacrée par cet anneau selon la Loi de Moïse et d'Israël ». La deuxième partie, appelée *Nissouïne,* renforce la connotation spirituelle de l'événement grâce à une série de bénédictions célébrant « le Créateur de l'Univers, créateur de l'homme et de la femme, créateur de la joie et de l'allégresse, créateur du couple humain ».

Citons enfin l'existence, affirmée depuis saint Paul (notamment dans la *Lettre aux Ephésiens)* d'une dimension mystique du mariage chrétien. Celui-ci est présenté à la fois comme la représentation de la « nouvelle Alliance » (l'union spirituelle entre le Christ et l'Eglise), comme le symbole de l'union entre Dieu et la mère de Jésus, et comme la préfiguration de la rencontre de l'homme avec Dieu. C'est dans ce contexte qu'il faut comprendre la propension, chez les chrétiens, à interpréter le *Cantique des Cantiques* non pas tant comme l'union entre Jahwé et le peuple d'Israël, mais comme la préfiguration de la Nouvelle Alliance, celle entre le Christ et l'Eglise.

Mais des questions demeurent, et notamment celle-ci : dans quelle mesure ces différents niveaux sont-ils réellement perçus et vécus, par les croyants d'aujourd'hui ? Si les dimensions eschatologique et mystique sont devenues moins prégnantes, il reste que le mariage possède toujours, chez beaucoup, une dimension sacrée. Aux yeux du Robert, est sacré, « ce qui est digne d'un respect absolu, qui a un caractère de valeur absolue ». En vivant leur amour « dans les joies comme dans les épreuves » avec tendresse, en le construisant et en le reconstruisant chaque jour, parfois au prix de maint renoncement, en l'ouvrant au partage dans la Cité, ce sont les couples eux-mêmes qui confèrent à la conjugalité sa dimension sacrée. Et l'on constate, au-delà des latitudes et de la diversité des religions, que cette dimension sacrée est confirmée chez les croyants, le jour du mariage, par le choix de leur dieu comme témoin.

II. L'AVENIR D'UN DEFI

Que penser, au terme de ces réflexions, de l'essence – et de l'avenir - du projet conjugal ? En l'occurrence, quel est le sens, aujourd'hui, de s'engager à vivre ensemble « pour toujours » ? Comment interpréter l'analyse proposée dans ce livre ? Est-elle idéaliste ou, au contraire, trop sceptique ? Que penser de la position adoptée par les Eglises ou par les mouvements de pensée laïque ? Quel conseil donner aux jeunes, avides d'amour mais désarçonnés par tant d'avis contradictoires ?

Toute l'inventivité de mai '68 n'a pas suffi pour offrir, à ces questions, des réponses satisfaisantes. L'humanité reste confrontée à une remise en question radicale de ses valeurs. Le fossé est même devenu plus profond entre les mouvements conservateurs, défendant des principes jugés fondamentaux, et les forces progressistes, qui les rejettent avec violence. Quant à la conduite sexuelle, l'amour et le mariage, ils ne sont plus au centre des débats. On ne se perd plus dans d'interminables discussions. Chacun choisit son mode de vie, selon son opinion, voire selon l'impulsion du moment. Beaucoup applaudissent à cet affranchissement, d'autres regrettent le manque de repères. Pour ceux-ci, la contestation de toute forme d'autorité, le rejet des valeurs seraient la cause de bien de drames, tant sur le plan individuel que familial ou social. Les jeunes ont-ils les outils nécessaires pour se faire une opinion ? Ne faut-il pas, avant de pouvoir choisir, avant d'être autonome, un temps pour une information et une formation minimales ? Beaucoup s'interrogent : les jeunes, et déjà les enfants, ne sont-ils pas livrés trop tôt, de nos jours, sans garde-fou, sans soutien pédagogique, à leur liberté, à leur désir et à leurs fantasmes ?

Il m'a paru urgent, si l'on veut comprendre l'évolution récente des idées et des mœurs concernant l'amour et le mariage, d'adopter une approche nouvelle, en portant l'attention à *l'essence* de l'union conjugale. Poursuivies depuis plus de dix ans, nos recherches ont permis un certain nombre d'observations. Il est temps de les résumer. Au risque de quelques répétitions, on le fera en quatre points.

1. Un fait anthropologique majeur

Le projet conjugal, défini comme le souhait d'un homme et d'une femme, de construire à deux une union durable, union assortie des promesses de pérennité, de fidélité et d'ouverture à l'Enfant, constitue un *fait anthropologique majeur*. Nous avons vu que, contrairement à une idée très répandue, elle est bien antérieure à la naissance des religions monothéistes : elle existe depuis l'Egypte Ancienne et peut-être avant. L'origine si ancienne – datant de quarante-cinq siècles – donne à penser que l'idée de conjugalité est antérieure à toute instance surmoïque, religieuse ou juridique, et qu'elle correspond, dans ses formes abouties, à l'une des possibilités spécifiques du genre humain.

2. Un amour vécu comme durée

Au-delà de leurs variations, les différentes formes de projet conjugal s'inscrivent dans la durée. Affirmer que le couple conjugal est essentiellement caractérisé par l'amour eût été insuffisant. Car il n'a pas le monopole de l'amour : d'autres formes, telles que l'union libre, le couple homosexuel, mais aussi l'amitié, les liens familiaux, la sollicitude pastorale, la « prise en charge » des travailleurs sociaux ainsi que tout engagement professionnel, artistique ou social sont autant de formes de relation qui peuvent dépasser, en profondeur et en vérité, maint projet conjugal. Il reste que leur richesse ne peut occulter un fait majeur : l'apparition d'une forme particulière de projet amoureux centré sur le partage et la durée, sur la fidélité, sur l'ouverture à l'Enfant, sur l'excédence. On l'a désignée par les termes de *conjugalité aimante*, de *temporalité offerte à l'Autre* ou de *conjugalité vécue comme durée*. C'est cette dernière appellation qui est apparue comme la plus adéquate. La conjugalité est vécue comme durée, parce qu'elle est fondée sur l'engagement temporel, le lien étant censé durer toute une vie. Durée en raison de la promesse de fidélité, s'opposant à toute interférence en dehors du couple. Durée aussi en ce qu'elle vise le déploiement d'essence du sujet aimé. Conjugalité comme durée, parce que fondée sur l'espoir de fécondité : espoir reflété dans les yeux de l'Enfant, espoir offert à l'Autre après nous, comme gage d'une audace commune. Comme durée dans l'espace de la Cité, l'excédence du geste amoureux préfigurant une attitude fondamentale d'ouverture à autrui. Durée enfin, au sens de l'ouverture au sacré : comme une possibilité ouverte à l'Homme de concevoir une construction à deux, nécessitant un travail intérieur, jalonné de joies profondes et d'échecs, de concessions et de partage. Et, chez le croyant, comme une invitation à vivre un amour à l'image des dieux ou du Dieu.

3. L'essence du projet conjugal

La biologie, la psychanalyse, la sociologie, ont enrichi nos connaissances, mais elles ne révèlent que la part déterminée des conduites amoureuses. Il nous a donc fallu retourner à Husserl et élargir, grâce à la phénoménologie, notre « horizon de compréhension » : au-delà du corps et du murmure de l'inconscient, prêter l'oreille au témoignage de l'homme de tous les jours, au vécu quotidien, aux paroles d'espoir, de détresse ou de révolte, autant de manifestations dont l'intensité est décuplée, exacerbée, au cours d'une thérapie, par le transfert. Il fallait de plus, écouter les chansons d'amour et le chant du poète, pour déceler ce qui apparaît comme possibilité au fondement de l'humain.

Au musée d'Aquitaine, (à Bordeaux) on remarque une petite statuette en calcaire trouvée à Lansset en Dordogne, représentant deux personnages enlacés et ne formant qu'un seul corps. C'est la première image, datant de vingt mille ans, de l'être-à-deux dans ses dimensions fondamentales : l'espace clos de l'enlacement et la pérennité de la promesse. Au mot complicité, choisi par Plutarque pour qualifier cette promesse, j'ai préféré le mot connivence. Connivence au sens existentiel : l'Autre n'est plus affublé, comme au temps de l'énamoration, des oripeaux de la perfection, il est aimé pour ce qu'il est vraiment, dans son pouvoir-être comme dans son incomplétude. Reconnaître cette incomplétude chez soi et chez l'Autre est la condition première pour que l'amour devienne partage.

Notre analyse a suivi le cheminement du sujet vers l'Autre, mouvement l'amenant à se détacher tour à tour du premier objet, de soi, de son semblable, afin de rencontrer un être radicalement autre que soi. Long travail intérieur évoqué par Rainer Maria Rilke : « L'amour d'un être humain pour un autre, c'est peut-être l'épreuve la plus difficile pour chacun de nous (...) L'amour, c'est l'occasion unique de mûrir, de prendre forme, de devenir soi-même un monde pour l'amour de l'être aimé ». Le chemin est ardu, le sol fragile. Nous avons relevé à plusieurs reprises les pièges de l'inconscient : l'amour-haine, d'anciens complexes, diverses tendances à pervertir le lien amoureux, et surtout, le risque d'un malentendu originaire. Découvrir ce malentendu après plusieurs années de mariage peut causer une vive déception. Nous avons rappelé le mot de Paul Valéry : « Vous n'êtes pas plus celle que je croyais que je ne suis celui que vous croyiez... »

L'expérience amoureuse n'exclut pas le paradoxe d'être animée et par l'attirance sexuelle, et par le désir du désir de l'Aimé(e). Paradoxe exprimé de façon poignante dans le cinéma contemporain, dépassant souvent, par la force des images, les drames de la littérature romantique. Paradoxe qui reflète, au-delà de l'amour, la contradiction ontologique fondamentale, celle de l'homme pascalien, « ni ange ni bête ».

Née de l'attrait sexuel, la conjugalité savoure les plaisirs de la séduction et de la volupté des corps. Elle possède, de plus, un style particulier que j'ai nommé convivialité soucieuse car elle vise, au-delà du plaisir d'être ensemble, la prise en charge du destin de l'Aimé(e). Cette convivialité est difficile, son avenir aléatoire. Beaucoup de jeunes expriment en des termes pathétiques, leur crainte d'être incapables d'aimer et d'être aimé, mais aussi, leur révolte et leur espoir. Si le couple réussit à contourner les premiers écueils, s'il confirme les serments du début, la vie à deux exigera un perpétuel effort afin de conjurer cette précarité. Ni association ni fusion, elle est alliance, mise en commun, communion.

Le sujet offre à l'Aimé(e) l'espace d'une temporalité vivante. C'est dans cet espace que pourra s'inscrire l'acte fécond : au sens biologique, par l'avènement de l'Enfant, et au sens plus général, par l'ouverture à la communauté. Enfin, on a évoqué l'existence d'une dimension sacrée, impliquant le respect pour la parole donnée, ainsi qu'un sentiment aigu de responsabilité envers le conjoint, envers l'Enfant, et envers la communauté humaine.

Tel est, chez Pablo Neruda, le sens de l'amour :

> « Ah ! Si seulement avec une goutte de poésie ou d'amour nous pouvions apaiser la haine du monde, mais cela, la lutte et le coeur résolu le peuvent seulement.
>
> Le monde a changé et ma poésie a changé. Une goutte de sang tombée sur ces lignes demeurera vivante en elles, indélébile comme l'amour ».

Le mot qui m'est apparu comme paradigmatique de la conjugalité, est, on l'a vu, le mot durée. Durée, non seulement en raison de la promesse de fidélité et de pérennité, mais, principalement, en raison de la prise sur soi du destin de l'Aimé(e). Promesse qui ne peut que fasciner car elle touche, au plus profond de l'être, l'étant qui est être-ouvert.

Une telle description expose aux malentendus. L'un des écueils eût été un discours idéalisant ou normatif ; or, la phénoménologie ne permet pas de délivrer à quiconque un brevet d'honorabilité ; tout juste permet-elle de montrer les potentialités originaires de l'être-ouvert. Elle se refuse à juger d'autres formes de conduite amoureuse. De même, ce livre ne peut occulter la richesse de ceux qui, en raison des circonstances de la vie ou de leurs difficultés intérieures, sont confrontés à la solitude. J'ai souligné que la solitude laisse souvent intacte - et parfois exacerbe - la fécondité dans d'autres champs de la communauté humaine.

4. Le défi

Tout projet conjugal est, fondamentalement, un défi. Un défi quasi ontologique. Car c'est au fond de son être que l'homme est partagé, divisé, déchiré, entre possession et offrande. Des philosophes, tels que Ciaramelli, parlent d'impossibilité positive, des poètes, comme Jacques Brel, de l'« inaccessible étoile ». Impossibilité liée à notre double nature, évoquée par le propos de Pascal. Nous avons rappelé que l'alliance résulte parfois d'un malentendu originel. Les partenaires peuvent s'être choisis en fonction de certaines tendances pathologiques inconscientes : dépendance exagérée, désir de « materner » ou de dominer le conjoint, existence d'un caractère hystérique, paranoïde, voire pervers. Souvent, une thérapie peut aider à se libérer d'obscurs blocages. En tout état de cause, c'est la tension entre amour de soi et amour de l'Autre, entre besoin et offrande, entre désir et transcendance, qui constitue le levier pour les concessions, pour l'autocritique, pour une disponibilité constante à se remettre en question. Pour les uns, l'impossibilité se mue en un constat d'échec, pour d'autres, elle induit la reprise en boucle, sur une base plus solide, de l'élan amoureux.

*

* *

Ces réflexions nous amènent à formuler quelques ***propositions conclusives***. En principe, la phénoménologie ne permet pas d'émettre un jugement de valeur. Mais on ne peut être totalement neutre. J'ai été impressionné par la richesse du projet conjugal. Les nombreux récits, mythiques ou historiques, depuis le mythe d'Osiris jusqu'à la vie quotidienne des hommes et des femmes d'aujourd'hui, les textes sacrés d'une grande beauté, les chefs-d'œuvres de la littérature universelle, les milliers d'entretiens au cours du travail professionnel, ont apporté autant de témoignages d'un profond désir de partage. Aimer, c'est éprouver avec humour beaucoup de joies et de peines ; c'est savourer ensemble, dans la clairière de la vie, la quiétude de l'inquiétude partagée. Plus fondamentalement, l'idée de conjugalité constitue un fait anthropologique incontournable. Philosophes et essayistes font remarquer que la promesse, pierre angulaire d'une union vécue comme durée, reste un acte caractéristique de l'humain. Mais, comme beaucoup d'autres, je suis impressionné par la précarité du projet conjugal et la détresse des couples déçus, par le drame des familles désunies, par la persistance des interdits pesant sur la sexualité, par les comportements archaïques, souvent névrotiques, voire paranoïdes, envers la Femme. Inversement, la prééminence accordée de nos jours à l'épanouissement de l'individu, l'attitude de soupçon de certains psychanalystes envers le concept même d'amour, le parti pris de plusieurs médias de banaliser les idéaux et les valeurs, ne facilitent guère un choix serein.

Certains prédisent la disparition du mariage ; d'autres pensent que, « délesté de toute idée d'obligation impérieuse », selon le mot de Bernadette Bawin-Legros[45], il pourra se maintenir et même s'affirmer, sous une forme plus lucide. Personnellement, je n'ai pas de réponse à cette question. En toute hypothèse, le projet m'apparaît comme un défi. Mais avec la réserve, elle est importante, c'est que de nos jours beaucoup de jeunes semblent relever ce défi de façon plus

---

[45] Bawin-Legros B. - *Sociologie de la famille. Le lien familial sous questions*. De Boeck Université. Paris- Bruxelles. 1996.

dégagée, plus libre et plus lucide qu'autrefois. La conjugalité vécue comme durée nécessite donc une nouvelle définition. Elle n'est, en soi, ni illusion ni modèle ni assurance omnium. En témoigne le nombre croissant des divorces, une réalité qu'on ne peut ignorer. Mais il reste que la conjugalité répond à une possibilité, voire à une invitation venue du fond de l'être. Souvent déçue, souvent savourée, Paul Ricoeur l'appelait : la puissance d'aimer. Face à cette possibilité, et face au désarroi actuel, philosophes et thérapeutes peuvent jouer un rôle important. Je le situerais à trois niveaux.

a) Il me paraît urgent de dénoncer le caractère trompeur, voire pervers, de certains messages. La culpabilisation et, tout particulièrement, la culpabilisation du désir, est responsable de beaucoup de drames. Il en est de même pour l'idéalisme à outrance qui caractérisait les XIXème et XXème siècles. Ce serait également une grave erreur de banaliser les valeurs, les idéaux, les acquis de la culture. Souvent, les médias s'associent à cette banalisation, au risque de déposséder la société humaine de ce qui fait l'humanité de l'homme.

b) Plusieurs faits nous obligent à repenser le rôle de la religion. Elle a certes pour mission d'aider l'homme à établir une relation, un *lien* avec Dieu. Mais ce lien peut être perverti par divers facteurs d'ordre personnel ou socioculturel. Saisies hors de leur contexte historique, interprétées au sens littéral, les religions peuvent conduire aux pires égarements. Une tâche essentielle de l'humanité, au XXIème siècle, pourrait consister à penser un autre rapport avec Dieu. Car Dieu n'est pas mort. Affirmer qu'Il est mort, c'est tout juste prendre une autre position face à l'idée de Dieu. Or, ni l'idée de Dieu ni l'autorité ne peuvent être écartées d'un revers de main. Et les jeunes rêvent toujours de l'*inaccessible étoile*. Ils ne rejettent pas formellement l'autorité ni les valeurs. Mais ils aimeraient qu'on leur en parle autrement.

c) Précisément, quel langage adopter face aux jeunes ? Je plaiderais pour une parole de confiance et de vérité. Une parole de confiance, parce que les jeunes constituent le réservoir de l'inventivité du monde. Mais aussi, une parole de vérité face aux nombreux échecs, aux compromissions, aux discours lénifiants. Comme il est important de dénoncer la tendance actuelle des médias à faire passer pour futiles des sujets aussi sensibles que l'amour, le mariage ou la fidélité. Car l'amour, une fois qu'il dépasse le corps et qu'il s'adresse, au-delà du corps, à une personne, est à la fois extrêmement précieux, et éminemment fragile. Au-delà de la volupté, l'amour devient responsabilité. Le mariage, en l'occurrence, est, on l'a vu, au niveau ontologique, une entreprise difficile et exigeante, voire « impossible », mais riche de promesses. C'est pourquoi il mérite soutien et respect. Nous n'avons pu aborder le remariage dans le cadre de ce livre, lui aussi constitue un projet riche et généreux, mais difficile et exigeant. Il en est de même pour toute autre forme de conduite amoureuse. En toutes circonstances, les jeunes ont droit à une parole de confiance et de vérité. Ils ont essentiellement droit à un espace de liberté. Car, en amour, la liberté est l'exigence première pour qu'apparaisse l'essentiel : plus que dans tout autre domaine, il importe de préserver la liberté intérieure, la liberté des consciences, la liberté des idées.

Liberté intérieure : il était nécessaire que l'homme devînt davantage conscient de ses pulsions et apprenne à les reconnaître, comme il est opportun que dans certaines situations une thérapie puisse l'aider à s'ouvrir plus librement à son corps, à soi et à l'autre.

Liberté religieuse, afin que l'homme puisse dans le silence du monde s'éveiller davantage à son désir, et que des interdits du passé fassent place, progressivement, à un autre rapport au sacré, à un choix plus libre et à une éthique plus lucide.

Liberté des idées et tout particulièrement, liberté face aux médias dont l'emprise risque de devenir plus forte et plus insidieuse que celle des instances que l'on dénonçait au siècle dernier.

Car être libre veut dire : pouvoir s'ouvrir à son désir, pouvoir s'affranchir des pressions extérieures et intérieures qui pèsent sur ce désir, afin de pouvoir déceler en soi-même les potentialités originaires de l'être-ouvert.

En respectant le scepticisme des uns et l'idéalisme des autres, ce livre a voulu étudier sous un jour nouveau l'une de ces possibilités. Il ne permettra cependant pas de conclure. Certains seront confortés dans leur scepticisme face à un projet paraissant périlleux ou obsolète. D'autres y verront la confirmation de leur idéal de vie.

TABLE DES MATIERES

L'HARMATTAN, ITALIA
Via Degli Artisti 15 ; 10124 Torino

L'HARMATTAN HONGRIE
Könyvesbolt ; Kossuth L. u. 14-16
1053 Budapest

L'HARMATTAN BURKINA FASO
Rue 15.167 Route du Pô Patte d'oie
12 BP 226
Ouagadougou 12
(00226) 50 37 54 36

ESPACE L'HARMATTAN KINSHASA
Faculté des Sciences Sociales,
Politiques et Administratives
BP243, KIN XI ; Université de Kinshasa

L'HARMATTAN GUINEE
Almamya Rue KA 028
En face du restaurant le cèdre
OKB agency BP 3470 Conakry
(00224) 60 20 85 08
harmattanguinee@yahoo.fr

L'HARMATTAN COTE D'IVOIRE
M. Etien N'dah Ahmon
Résidence Karl / cité des arts
Abidjan-Cocody 03 BP 1588 Abidjan 03
(00225) 05 77 87 31

L'HARMATTAN MAURITANIE
Espace El Kettab du livre francophone
N° 472 avenue Palais des Congrès
BP 316 Nouakchott
(00222) 63 25 980

L'HARMATTAN CAMEROUN
BP 11486
(00237) 458 67 00
(00237) 976 61 66
harmattancam@yahoo.fr